pt

EINFACH FRAU SEIN – GENUSSVOLL LEBEN OHNE SCHMERZ

Frau werden – Frau sein – Frau bleiben

Michaela Wiese
Dr. med. Klaus G. Weber

PFLAUM
VERLAG

Impressum

Autoren

Michaela Wiese, Dr. med. Klaus G. Weber

Hinweis

Die medizinische Entwicklung schreitet permanent fort. Neue Erkenntnisse, was Medikation und Behandlung angeht, sind die Folge. Autoren und Verlag haben alle Texte mit großer Sorgfalt erarbeitet, um alle Angaben dem Wissensstand zum Zeitpunkt der Veröffentlichung anzupassen. Dennoch ist die Leserin aufgefordert, Dosierungen und Kontraindikationen aller verwendeten Präparate und medizinischen Behandlungsverfahren anhand etwaiger Beipackzettel und Bedienungsanleitungen eigenverantwortlich zu prüfen, um eventuelle Abweichungen festzustellen.

ISBN

978-3-7905-1072-0

Urheber- und Nutzungsrechte

Druck

Sommer media GmbH & Co. KG, Feuchtwangen

Bibliografische Information

Die Deutsche Nationalbibliothek verzeichnet diese Publikation in der Deutschen Nationalbibliografie; detaillierte bibliografische Daten sind im Internet über http://dnb.d-nb.de abrufbar.

Einfach Frau sein –
Genussvoll leben ohne Schmerz

Frau werden – Frau sein – Frau bleiben

Michaela Wiese
Dr. med. Klaus G. Weber

INHALT

1 Frau werden

Ab Seite 16

2 Frau sein

Ab Seite 30

3 Frau bleiben – Wechseljahre und danach

Ab Seite 46

Anatomie und Funktion – Wissenswertes zum Verständnis

Ab Seite 54

4

Behandlungstechniken
Ab Seite 72

5

6 Anhang

EIN THEMA ENTFALTET SICH

„Weißt Du, was mir beim Schreiben dieses Buches bewusst geworden ist?"

„Nein – was denn?"

„Nur wir Frauen haben zwei Organe, die nur der Lust dienen und sonst keinen weiteren Zweck haben: Die Klitoris und den G-Punkt."

Dieser kleine Gedankenaustausch klärte unseren Blickwinkel auf das gemeinsame Buch. Ja, wir sind begeistert von den vielen wunderbaren, auch lustvollen Veränderungen, die möglich sind, wenn Frauen mit ihren teils langjährigen „Frauenproblemen" zu uns in die Praxis kommen. Daran möchten wir unsere Leserinnen teilhaben lassen, mit-Ihnen-teilen, wie viele Möglichkeiten es für die Selbsthilfe gibt.

Der Autor brauchte, wenn es um die spezifisch weibliche Lebensfreude geht, immer wieder die Begeisterung der Autorin. „Wenn uns die Natur schon zwei einzigartige Organe der Lust geschenkt hat, dann bedeutet das doch, dass diese beiden biologisch eine zentrale Bedeutung besitzen. Wenn der Natur die weibliche Lust so wichtig ist, warum traust Du Dich nicht, das zu betonen?"

„Na ja, ich will bei den Frauen nicht schon wieder einen neuen Leistungsdruck aufbauen von wegen Orgas-MUSS und so weiter."

„Aber das machen wir doch gar nicht. Wir vermitteln den Frauen nur, dass mehr Lebensfreude einschließlich der sexuellen Freude möglich ist. Und es hat doch fast immer geklappt! Ich erinnere mich an keine einzige Frau, die nicht davon profitiert hat, wenn sie begann, wieder an ihre eigene Vitalität und Lust zu glauben. Neue Hoffnung zu schöpfen und kleine Verbesserungen zu erleben ist doch immer besser, als nichts zu verändern."

„Da hast Du recht. Die Sexualorgane in ihrer anatomischen Umgebung, unser Selbstwert, die sexuelle Lust und unsere sexuelle Identität sind untrennbar miteinander verbunden. Das Thema Lust darf nicht unerwähnt bleiben. Wir haben schließlich schon so oft erlebt, dass Menschen mehr Potentiale zur Entfaltung in mehr Richtungen besitzen, als sie selbst geahnt hätten."

EINFÜHRUNG

Unser Becken ist das anatomische Zentrum unseres Körpers. Hier finden wir die kräftigsten Muskeln, die größten Gelenke und in seinem Inneren die Ausscheidungs- und Sexualorgane. Vor allem definieren wir hier eines unserer zentralen persönlichen Merkmale: Unser Geschlecht als Frau und als Mann. Sexuelles Selbsterleben, Identität und Intimität, Lust und Scham, Freude und Glück, Sorge und Schmerz, Selbstwert und Selbstvertrauen. All das ist beim Menschen mit dem Unterleib und Genitalbereich auf engstem Raum miteinander verbunden.

Seit 25 Jahren durften wir in unserer Praxis viele schöne und zutiefst befriedigende Erfahrungen machen bei der Behandlung von Patientinnen jeden Lebensalters. Über die Jahre nahmen spezifische Frauenthemen einen zunehmend größeren Raum ein. Zu diesen Frauenthemen gehören Periodenschmerzen von der ersten Regel bis kurz vor der Menopause, Missempfindungen im Schoß auch nach Entbindungen, Narbenbeschwerden nach Kaiserschnitt, Schwierigkeiten beim Erleben der eigenen Sexualität und unerfüllter Kinderwunsch. Die Schmerzen, auf die wir in diesem Buch eingehen, betreffen neben dem Körper auch die Seele. In unserer Arbeit ist es meist unmöglich, eine klare Trennung zwischen körperlichen oder seelischen/psychischen Schmerzen vorzunehmen. Zu sehr sind Schmerzerleben, Qualität und Intensität der erfahrenen Schmerzen eingebettet in das untrennbare Ganze unserer körperlich-seelischen Einheit mit all ihren Prägungen und Vorerfahrungen. Bei den intensiven Gefühlen liegen Lust und Schmerz in der Sexualität nahe beieinander, ebenso wie Schmerz und Freude bei einer Geburt dicht aufeinanderfolgen können. In welcher Situation wir Lust oder Schmerz erleben, dafür gibt es keine Norm. Neben Gefühlswahrnehmungen mit intensiver Reizdichte gibt es ein weites Spektrum anderer Wahrnehmungen: Wohlige Entspannung, Wärme, Intimität und Vertrauen, Lebendigkeit, Freude am eigenen Körper, Zufriedenheit aber eben auch Verzagen, das Gefühl nicht zu genügen, unterschiedlichste Missempfindungen, Enttäuschung und Frustration. Was uns guttut und was uns seelisch und körperlich wehtut, das hat viel mit den Erfahrungen in unserem bisherigen Leben zu tun. Wenn vermutlich jede vierte bis fünfte Frau schon einmal Opfer sexueller Übergriffe oder körperlicher Misshandlungen geworden ist, dann ist klar, wie viele verstörende Themen es gibt in Bezug auf den Selbstwert als Frau, die weiblichen Sexualorgane und die weibliche Sexualität. Die #MeToo#-Bewegung hat uns allen ins Bewusstsein gerufen, wieviel Missachtung ihrer Würde, Belästigung, Übergriffen, Verletzung und Gewalt Frauen im Alltag ausgesetzt sind. Und wie immer stellen die öffentlich gemachten Fälle sicher nur die Spitze des Eisberges dar.

Aus langer Erfahrung möchten wir unseren Leserinnen Mut machen: Ihr Leben als Frau kann angenehmer und befriedigender werden. Aufgeben ist der falsche Ansatz. Seien Sie nicht zufrieden mit einem unbefriedigenden Zustand. Es gibt Ihnen vielleicht bisher unbekannte Wege zur Entfaltung Ihrer Potentiale. Sie können selbst viel für Ihr eigenes Wohlbefinden tun. Wenn Sie Veränderungen wagen, wird nicht alles gut, aber vieles besser werden.

Wir möchten Sie teilhaben lassen an einigen unserer Erfahrungen mit Frauen, die unsere Hilfe, unseren Rat gesucht haben. Anhand der Behandlungsbeispiele berichten wir davon, wie vielfältig die Ursachen und Lösungsansätze bei Schmerzen und anderen Leiden und Problemen sein können. Nur mit der Behandlung durch erfahrene Therapeutinnen ist es meist nicht getan. Es geht nicht ohne Ihre Mitarbeit. Sehr oft ist es die eigene Aktivität, die entscheidend ist für die Steigerung Ihres Wohlbefindens.

Es geht uns darum, Frauen für unterschiedliche Fragestellungen beim „Frau Werden", „Frau Sein" und „Frau Bleiben" Anleitungen zur Selbsthilfe anzubieten. Wir wollen Ihnen neue Wege aufzeigen, eigene Lösungen zu entwickeln. So einzigartig und individuell jede Frau ist, so vielfältig sind die Zusammenhänge und Ursachen für die jeweiligen Beschwerden. Manche Faktoren bedürfen sicher einer fachkundigen ärztlichen oder anderen therapeutischen Behandlung. Erfreut konnten wir immer wieder miterleben, wie erfolgreich und wirkungsvoll Behandlungen und Selbstbehandlungen ohne technische Hilfsmittel sind. Um das Potential der Selbstbehandlung geht es uns an erster Stelle in diesem Leitfaden.

„„Einfach Frau sein – Genussvoll leben ohne Schmerz" ist so aufgebaut, dass jede Leserin zunächst die Themen durchlesen kann, die sie gerade besonders interessieren. Im zweiten Teil werden wir die medizinisch-anatomischen Grundlagen erläutern. Der dritte Teil bietet ausführliche Anleitungen für die Selbstbehandlung.

Die Grundlage unserer Arbeit ist die Ortho-Bionomy®, eine Behandlungsmethode, die uns hilft, die Vielfalt der eigenen, vergessenen, vielleicht noch unbekannten Ressourcen, zur Entfaltung zu bringen. Wir korrigieren keine vermeintlichen Fehler. Es geht darum, den eigenen Körper und seine Signale besser verstehen zu lernen. Mit dem Verstehen öffnet sich die Tür für Lösungen. Die Ortho-Bionomy® und ihre Behandlungsprinzipien werden wir Ihnen im Therapieteil ausführlich vorstellen.

Das erste und wichtigste Prinzip für unsere Patientinnen wollen wir Ihnen jetzt gleich vorstellen. Jede Frau ist eingeladen, so sensibel zu sein wie die Prinzessin auf der Erbse. In Andersens Märchen fand die junge Prinzessin nachts keinen Schlaf wegen einer kleinen trockenen Erbse, die die alte Königin unter den zwanzig Matratzen ihres Bettes versteckt hatte. Nach dieser Einladung freuen sich die meisten Patientinnen schon, endlich einmal so richtig Prinzessin zu sein. Wer schon wie eine Prinzessin empfinden darf, duldet natürlich keine unangenehme oder gar schmerzhafte Behandlung. „Bös muss bös vertreiben", gilt jetzt nicht mehr. Jede Behandlung sollte sich „schön" oder zumindest „interessant" anfühlen. Mit diesen Begriffen arbeiten wir, um deutlich zumachen, worum es geht. Alleine die Vorstellung erscheint manchen Frauen revolutionär. Viele Frauen haben ein Leben lang vor allem gelernt, viel auszuhalten. Deshalb fällt es ihnen sehr schwer bewusst wahrzunehmen und rückzumelden was ihnen angenehm oder unangenehm ist. Kommen Sie mit auf eine Reise zum Prinzessinnenleben. Es wird Ihnen guttun.

Noch eine Anmerkung in eigener Sache: Wir schreiben dieses Buch gemeinsam als Autorenpaar und verzichten im Text meist auf die Differenzierung, wer von uns wen behandelt hat. Die intravaginalen Behandlungen wurden ausschließlich von Michaela Wiese durchgeführt.

DANKSAGUNG

Jedes Buch hat viele Ideengeber und Geburtshelfer. Wir möchten uns herzlich zuerst bei unseren Patientinnen bedanken, die uns ihr Vertrauen geschenkt haben, uns anregten, neue Wege zu gehen und uns erlaubt haben, ihre Geschichten aufzuschreiben. Wir freuen uns, dass wir dieses Buch mit unseren wunderbaren Fotomodellen, Margareta Wünsche-Wahl und Luisa Liebig, realisieren konnten.

Herrn Wittmann vom Pflaum Verlag danken wir für seine begeisterte Unterstützung unseres Projekts und Frau Susanne Wiedl für ihr anregendes Lektorat.

1

Frau werden

1.1 UNSERE BIOLOGIE UND DIE REVOLUTIONÄREN VERÄNDERUNGEN DER PUBERTÄT

Der Übergang vom Kindsein zum Frausein ähnelt einer Metamorphose. Wie diese sich vollzieht, ist individuell höchst unterschiedlich. Manchmal kommt die erste Regelblutung bei einem Mädchen bereits dann, wenn es noch kaum äußere Anzeichen der körperlichen Umwandlung aufweist. Andere besitzen bereits einen recht weiblich geformten Körper, haben jedoch noch keine Blutung. Bei manchen Mädchen setzt die Regelblutung wortwörtlich regelmäßig und direkt in Verbindung mit einem Eisprung ein. Andere dagegen brauchen Monate bis Jahre, bis die Regel und der Eisprung regelmäßig aufeinander abgestimmt auftreten.

So wie sich die körperliche Entwicklung von Mädchen zu Mädchen unterscheidet, so unterscheiden sich alle voneinander in ihrer emotionalen und sexuellen Entwicklung, erleben sich anders hinsichtlich ihres Selbsterlebens und ihrer Bedürfnisse.

Zu all diesen Themen gibt es gute Fachbücher. Eines möchten wir besonders empfehlen. Es ist das respektvoll und liebevoll gestaltete Aufklärungsbuch „Make Love“ von Ann-Marlene Henning und Tina Bremer-Olzewski [5]. Hier finden Kinder und ihre Eltern eine schöne Einführung in den einzigartigen und stimmigen Umgang mit der eigenen Sexualität. Ann-Marlene Henning versteht es, den jungen Leserinnen Ängste, Verunsicherung und Vergleichsstress zu nehmen. Mit diesem neuen Wissen, dem besseren Verstehen des eigenen Körpers und der Achtung der eigenen Bedürfnisse ist eine Voraussetzung geschaffen, die dazu beitragen kann, die Regelblutung nicht als beunruhigend oder besonders beeinträchtigend wahrzunehmen [3, 10]. Über die reine Wissensvermittlung hinaus, die Sie aus Ratgebern und der Fachliteratur gewinnen können, möchten wir praktische Anregungen und Techniken anbieten, die nach unserer Erfahrung bei vielfältigen Beschwerden im Lebensabschnitt des Frau Werdens hilfreich sind.

Falls Sie die Mutter eines kleinen Mädchens sein sollten, möchten wir Ihnen und Ihrem Umfeld eine Anregung aus dem Film „Embrace“ mitgeben. Loben Sie Ihr Kind nicht nur für sein hübsches Aussehen oder seine schicke Kleidung. Loben Sie lieber all die anderen tollen Dinge, die Ihr kleines Mädchen kann und tut. Das wird es dem Kind später leichter machen, sich selbst positiv wahrzunehmen. Viele Frauen leiden wegen ihres Aussehens unter Selbstentwertung. Die Industrie nützt diese Schwäche mit ihren riesigen Werbeetats rücksichtslos aus.

1.2 PERIODENSCHMERZ, KREUZSCHMERZEN UND DIE HALTEBÄNDER DER GEBÄRMUTTER

Eigentlich war die 13-jährige Laura wegen ihrer Kreuzschmerzen gekommen. Sie hatte uns in guter Erinnerung behalten, hatten wir ihr doch früher schon einmal bei ihren Wachstumsschmerzen in den Knien helfen können. Bei genauerem Nachfragen stellte sich heraus, dass die Kreuzschmerzen regelmäßig zusammen mit der ebenfalls schmerzhaften Periode auftraten. Manchmal kamen sie auch unabhängig von der Periode. Wegen der Periodenschmerzen alleine wäre sie nicht gekommen. „Die sind doch normal, oder?" „Unangenehm und lästig, das ist ziemlich üblich." erklärten wir ihr. „Starke Schmerzen bei der Periode sind nicht etwas, das wir normal nennen würden."

Nach den Fragen zu den genaueren Umständen von Lauras Beschwerden ging es an die körperliche Untersuchung. Die Reflexzonen für die Haltebänder der Gebärmutter waren an vielen Stellen hoch empfindlich [21]. Unsere Erklärung, dass beide Schmerzarten, die Krämpfe im Unterleib und die tiefsitzenden Rückenschmerzen [29, 31], sowie früher einmal die Knieschmerzen, wahrscheinlich Anpassungsvorgänge widerspiegelten, fand sie sehr beruhigend. „Was passiert denn da? Und kann ich selber etwas machen, damit das schneller geht?"

Diese Fragen haben wir gerne beantwortet. „Bei der Periode zieht sich die Gebärmutter immer wieder zusammen, um die innere Schleimhaut abstoßen und danach erneuern zu können. Über Haltebänder ist Deine Gebärmutter mit den Nachbarorganen Blase und Enddarm sowie den Knochen des umgebenden kleinen Beckens verbunden [16]. Der Zug an diesen Bändern löst bei der Gebärmutterkontraktion die Schmerzen im Unterleib und zugleich die Beschwerden im Kreuzbereich aus. Auch beim Eisprung kannst Du manchmal ähnliche Kreuzschmerzen haben. Das sind dann vielleicht Schmerzen, die Du

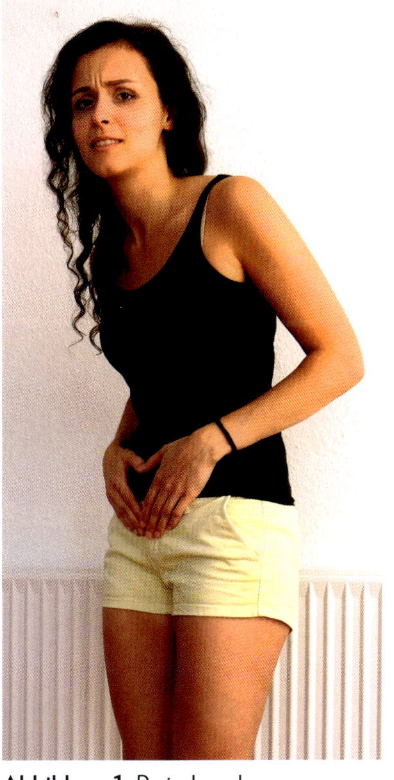

Abbildung 1 Periodenschmerz

unabhängig von der Periode hast. Besser wird es oft mit der Behandlung der Reflexzonen für die Haltebänder der Gebärmutter seitlich am Oberschenkel, die bei Dir gerade so empfindlich waren“ [31].

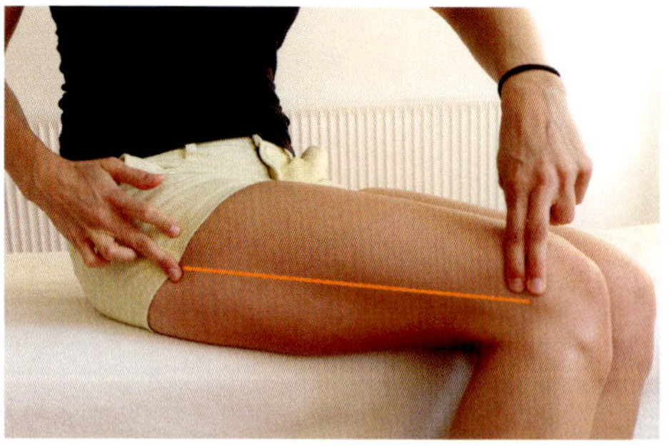

Abbildung 2 Zone der Haltebänder der Gebärmutter

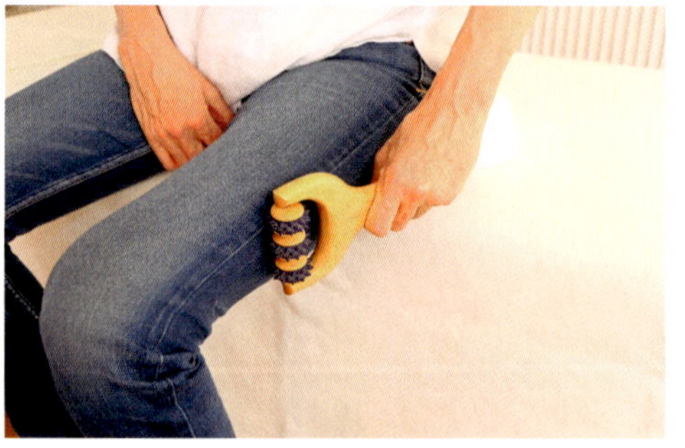

Abbildung 3 Entlastung der Zone der Haltebänder der Gebärmutter

Wir erklärten Laura die Zusammenhänge und zeigten ihr genau, wie sie die Zonen entlasten könne, die besonders mit der Kraftübertragung in ihrem kleinen Becken verbunden sind. Da Laura schon durch die erste Selbstbehandlung eine leichte Besserung ihrer aktuellen Kreuzschmerzen spürte, war sie hochmotiviert. Sie wandte im Anschluss an unsere Behandlung und Beratung diese Selbstbehandlung immer ab der Zyklusmitte täglich an. Drei Monate später berichtete sie hochzufrieden: „Die Periode tut kaum mehr weh. Klar, es zieht die ersten zwei Tage, aber das kann ich gut aushalten. Eines ist super. Ich habe keine Rückenschmerzen mehr.“

Behandlungselemente
Entlastung der Reflexzonen für die Haltebänder der Gebärmutter

1.3 PERIODENSCHMERZ UND VERDAUUNG

Bei der 15-jährigen Paula klangen die Schilderungen ihrer Beschwerden beim ersten Hinhören ganz ähnlich wie bei Laura. Nur waren die Periodenschmerzen bei Paula so schlimm, dass sie während ihrer Tage vor Schmerzen morgens manchmal nicht mehr aufstehen konnte. Und diese Schmerzen hatte sie schon seit ihrer ersten Periode mit zwölf Jahren! Da die Schmerzen so auffallend heftig waren, stellten wir noch vor der Untersuchung ein paar klärende Hintergrundfragen. „Sag mal, wie ist denn Dein Stuhlgang?“ „Ganz normal.“ „Was heißt ganz normal? Hast Du jeden Tag Stuhlgang, und wenn ja, öfter am Tag? Normaler, im Sinne von wahrscheinlich gesundem Stuhlgang, ist fest geformt, klebt wenig, riecht nicht übermäßig. Also hast Du so einen normalen täglichen Stuhlgang?“ [21] Ihre Mutter, die daneben saß, schüttelte amüsiert den Kopf und Paula lachte leicht verlegen. „Sie wollen es aber genau wissen. Also, täglichen Stuhlgang hatte ich eigentlich noch nie. Normal ist für mich alle zwei bis drei Tage.“ „Danke. Das ist eine wichtige Antwort. Noch etwas: Bekommst Du schnell blaue Flecken, wenn Du Dich stößt und bist Du vielleicht insgesamt etwas schmerzempfindlich?“ Jetzt mischte sich die Mutter ein. „Ja und noch einmal ja. Beim Herumtoben mit ihren Geschwistern hat sie sofort am Oberarm blaue Flecken, wenn ihr Bruder sie dort festhält. Und sie ist mit Abstand die Empfindlichste von allen. Manchmal kann ich kaum glauben, dass einer der anderen ihr gerade wehgetan haben soll.“ Damit kamen wir der Sache langsam näher. Durch den unzureichenden Abtransport von ausscheidungspflichtigen Substanzen über den Stuhlgang sammelte Paula schon seit der Kindheit Schlacken in ihrem Bindegewebe an [33]. Diese Stoffe verstärken im ganzen Körper Schmerz und Entzündungsneigung, lassen das Gewebe sauer werden, stellen die feinsten Bluthaargefäße weit und machen sie brüchig [21]. Die Folge sind die von Paulas Mutter beschriebenen blauen Flecken und eine generelle Zunahme der Schmerzempfindung, sei es bei der Periode, in der Muskulatur nach dem Sport sowie bei Rücken- oder Kopfschmerzen [26].

Für Paula musste deswegen die Behandlung der Ausscheidungsfunktion des Darms im Vordergrund stehen. Da sich alle Dickdarmzonen als extrem schmerzempfindlich erwiesen, fanden wir unsere Vermutung bestätigt. Eine gründliche Anleitung für die Schröpfbehandlung der Darmzonen am Rücken und am Oberschenkel war der entscheidende Schritt. In Paulas Situation galt es, das Schröpfen ganz langsam, mit sich steigernden kleinen Reizen, also mit nur wenig Unterdruck und über zwei bis drei Wochen erst nur an den Oberschenkeln zu beginnen. Ganz allgemein empfehlen wir dringend, das Schröpfen am Morgen und nie am Abend durchzuführen. Der Körper braucht die Zeit und Körperaktivität des Tages, um die Schlacken nach außen transportieren zu können [1]. Nachts erfolgt die Rückresorption der Ausscheidungsstoffe. Das Schröpfen am Abend kann deshalb eine unangenehme Beschwerdezunahme bewirken. Nach jeder Behandlung, auch nach dem eigenen Schröpfen, müssen unsere Patientinnen zwei Glas Wasser trinken. Erfahrungsgemäß fällt es vielen anfangs etwas schwer, diese beiden einfachen Bedingungen im Alltag wirklich umzusetzen [1, 21].

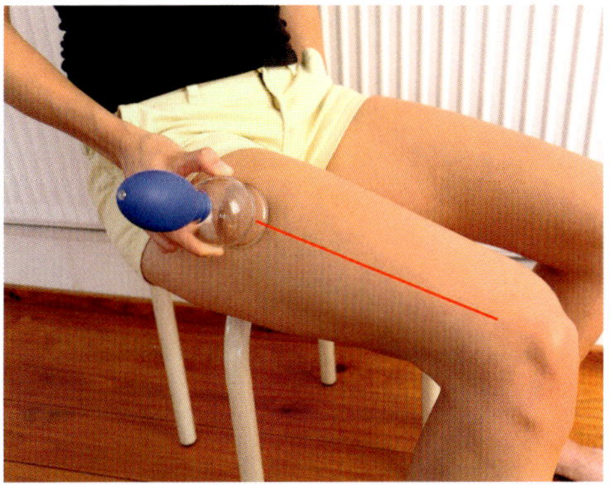

Abbildung 4 Schröpfen der Dickdarmzone am Oberschenkel

Unterstützt von ihrer Mutter setzte Paula den Behandlungsplan tatsächlich um. Schon bald zeigten sich die ersten positiven Veränderungen. Zu Paulas Verwunderung hatte sie immer öfter täglich Stuhlgang, was sie als „irgendwie angenehm" empfand. Ein „normaler", weil bis dato gewohnter Kopfdruck mit leichtem Schmerzcharakter, der sie an vielen Tagen begleitet hatte, war verschwunden. „Krass, wie anders sich mein Kopf anfühlt." Die Mutter bestätigte, dass von außen beobachtet die Schmerzempfindlichkeit im Alltag langsam nachgelassen hatte. An ein Schröpfen der Rückenzonen war allerdings auch nach drei Wochen nicht zu denken. Das war einfach zu schmerzhaft für das junge Mädchen. Da das Wohlbefinden sich weiter steigerte, die allgemeine Schmerzempfindlichkeit nachließ und auch die blauen Flecken weniger wurden, blieb Paula motiviert, das Schröpfen fortzusetzen [21]. Die Trinkmenge war und blieb ein Problem. Vier Monate später konnte Paula berichten, dass sie ihre Periode die letzten beiden Male mit weniger Schmerzen bekommen habe. In ganz kleinen Schritten ertrug sie mittlerweile leichte Schröpfanwendungen am Rücken.

Angesichts der langen Vorgeschichte ihrer Beschwerden und der Variationsbreite des menschlichen Stoffwechselgeschehens wird Paula wohl noch lange konsequent die Selbstbehandlung mit dem Schröpfkopf brauchen. Die erhöhte Trinkmenge und die Umstellung auf eine eher basische Kost, in der Zucker und raffiniertes Mehl nur reduziert einen Platz finden, sind weitere Bausteine hin zu einem schmerzarmen bis weitgehend schmerzfreien Leben. Wie weit Paula bereit sein wird, diese Maßnahmen im Alltag konsequent zu berücksichtigen, wissen wir natürlich nicht [18]. Eines haben wir gemeinsam erreicht. Paula hat verstanden, dass ihre Schmerzen nachvollziehbare Ursachen hatten. Sie hat die positiven Veränderungen an sich selbst erlebt. Für die Zukunft weiß sie, dass es in ihrer Hand liegt, ihre Situation zu verbessern.

Behandlungselemente
Schröpfen der Dickdarmzonen, Ordnungstherapie mit Erhöhung der Trinkmenge und Kostumstellung

1.4 PERIODENSCHMERZ UND MODE

Federica, 16 Jahre alt und sehr wissbegierig, war eine weitere Jugendliche, die wegen ihrer gelegentlichen Periodenschmerzen in die Behandlung kam. Anlässlich der Untersuchung der Bindegewebszonen am Rücken sowie der Blasenzone am Beginn der Pofalte [17], entspann sich ein Gespräch zwischen Federica und Michaela Wiese. Es ging um Mode: „Sag mal, ich sehe, Du trägst Strings und tiefsitzende Stretchjeans mit hohem Kunstfaseranteil. Trägst Du immer Strings?" „Nein nicht immer, mal ja, mal nein. Das ist ein bisschen abhängig von der Jahreszeit. Ich ziehe auch Panties und normale Jeans an.“ „Kann es sein, dass die Periodenschmerzen dann stärker sind, wenn Du länger Strings getragen hast?“ „Warum fragen Sie? Aber es stimmt. Wenn ich zurückdenke, waren die Mensschmerzen stärker während der String-Perioden.“ Federica wollte es ganz genau wissen und löcherte ihre Therapeutin mit Fragen über die Zusammenhänge von Reflexzonen, Kältewirkungen bei Nichtbedecken, die Verdunstungskälte und Kunstfasern, die Erhöhung der Krampfneigung mit Tampons am ersten Tag und was ihr sonst so durch den Kopf ging. Jetzt wollte sie es wissen und begann das Eigenexperiment. Konsequent ließ Federica die Strings und die Hosen mit hohem Kunstfaseranteil weg, achtete auf Wärme über den beteiligten Reflexzonen [18]. Die positiven Resultate überzeugten sie und weckten ihren Missionsdrang. Alle Freundinnen und Mitschülerinnen mit Bauchweh während der Periode wurden von Federica intensiv beraten und aufgeklärt. Schließlich bearbeitete sie das Thema im Rahmen einer Präsentation in der Schule, um auch die Lehrer zu informieren. Zum Ende ihrer Schulkarriere hinterließ Federica in ihrem Umfeld eine Stringtanga-freie Zone. Es mag geholfen haben, dass diese Mode am Abflauen war.

Behandlungselemente

Ordnungstherapie mit Schwerpunkt auf Mode und thermische Berücksichtigung der beteiligten Reflexzonen

1.5 PERIODENSCHMERZ, AKNE UND KIEFERORTHOPÄDIE

So wenig überraschend Missempfindungen zu Beginn bei den ersten Regelblutungen sein mögen, hellhörig sollte es uns machen, wenn die Periode im Laufe der Zeit deutlich unangenehmer wird. Eine der Ursachen hierfür kann eine kieferorthopädische Zahnstellungskorrektur sein. Die Zahnspangen können sich durch die Verformung des Gesichtsschädels über Zahnreflexzonen belastend auf die Scheide, die Gebärmutter und die Harnwege auswirken. Mögliche positive und negative Folgen einer Spangenbehandlung werden wir im dritten Teil ausführlicher besprechen [25].

Leonie war 15, als sie in unsere Behandlung kam. Sie litt seit ein paar Monaten unter starken Menstruationsschmerzen, Konzentrationsstörungen, Niedergeschlagenheit und nicht zuletzt unter einer massiven Akne mit vielen zusammenschmelzenden eitrigen Pusteln. Trotz Antibiotika und vielen anderen Mitteln durch die Hautärztin wurde die Akne so schlimm, dass Leonie am liebsten eine Burka getragen hätte.

Ein halbes Jahr zuvor hatte Leonie eine feste Spange bekommen und erzählte, dass sie beim Umstellen der Spange jedes Mal heftige Kiefer- und Kopfschmerzen habe.

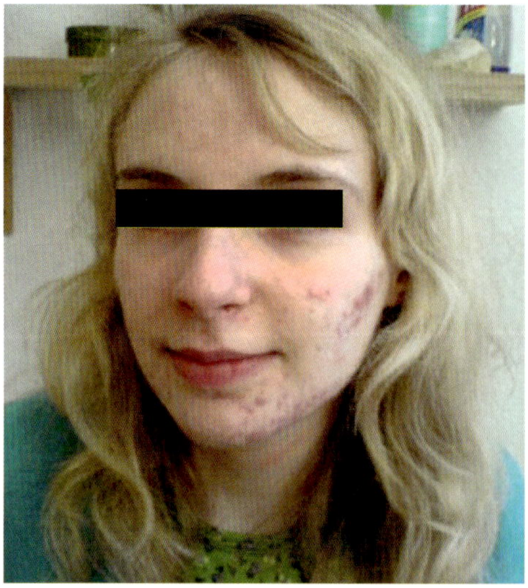

Abbildung 5 Leonie zur Behandlungsmitte

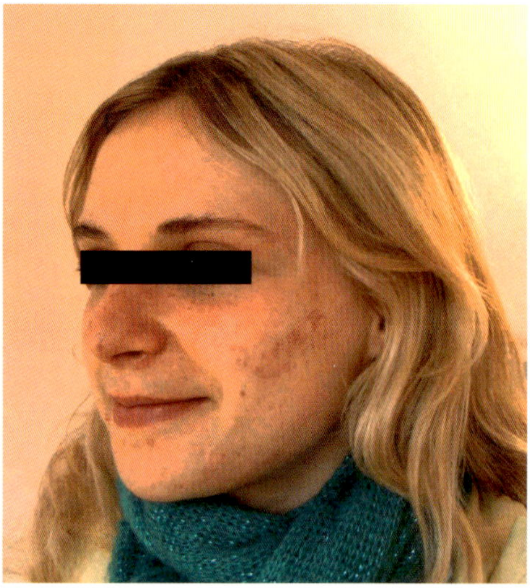

Abbildung 6 Gegen Ende der Behandlung

Seither sind Rückenschmerzen hinzugekommen und in letzter Zeit waren ihr zunehmend starke Konzentrationsstörungen aufgefallen. Mittlerweile hatte sie sogar trotz vermehrter Arbeit immer schlechtere Noten in der Schule. Nach unserer Erfahrung wird in diesem Lebensalter häufig die Pubertät für den Abfall der schulischen Leistungen verantwortlich gemacht. Die heute schon fast regelmäßige Versorgung der Teenager mit festen Zahnspangen hat große Auswirkungen auf die gesamte Schädelmechanik. Daraus ergeben sich Probleme, die mit dem Konzentrationsvermögen, dem Immunsystem – bei Leonie war insbesondere die Haut betroffen – und dem Allgemeinbefinden zu tun haben. Diese Zusammenhänge sind wenig bekannt und werden deshalb leicht übersehen [20]. In Abwesenheit der Tochter klagte ihre Mutter, dass sie große Angst um die Tochter habe, weil sie stark an Gewicht abgenommen hatte und sehr depressiv wirkte.

In der Untersuchung bestätigten Funktionstests die durch die Vorgeschichte gegebene Vermutung. Leonie kam eine Weile wöchentlich zu uns zur Behandlung der Wirbelsäule und des Kopfes. Daneben zeigten wir ihr die Selbstbehandlung der Chapman-Zonen sowohl für den gynäkologischen als auch für den Nasenraum und einige einfache Griffe zur Eigenbehandlung des Kopfes. Schon nach den ersten Sitzungen konnte sich Leonie deutlich besser konzentrieren. Ihre Noten wurden rasch so gut wie vorher und ihre ehemals gedrückte Stimmung hellte sich wieder auf.

Die sichtbarste objektive Veränderung war an der Gesichtshaut festzustellen. Die akut entzündeten und zusammenschmelzenden Eiterherde der Akne heilten ab. Es traten keine neuen Pickel mehr auf, was sie selbst überglücklich machte. Die Narben würden natürlich noch längere Zeit brauchen zum Abblassen. Und zu Leonies Erstaunen bekam sie schließlich sogar ihre Regel ohne Schmerzen.

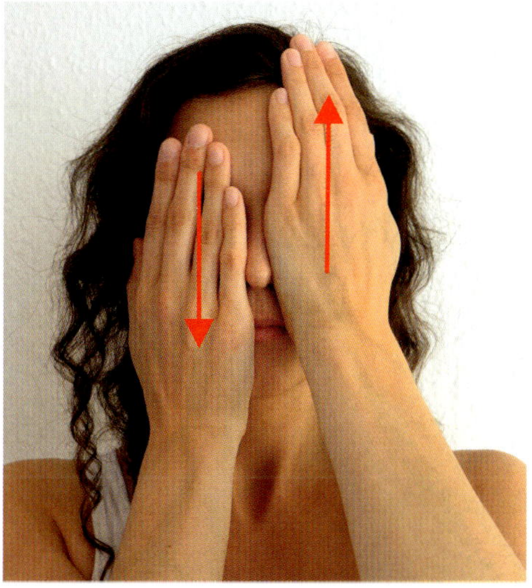

Abbildung 7 Kraniale Eigenbehandlung des Gesichts

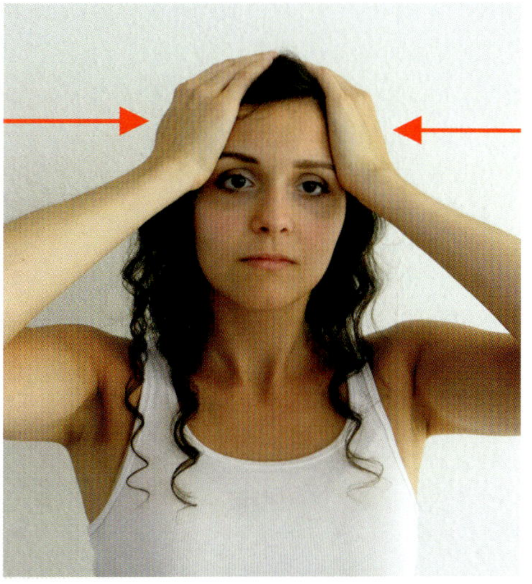

Abbildung 8 Kraniale Eigenbehandlung des Schädels

Behandlungselemente

Behandlung der Chapman-Zonen für den gynäkologischen Raum, Schädelbehandlung und kraniale Eigenbehandlung nach Entfernung der festen Spange, Wirbelsäulenbehandlung, Übungen mit dem Theraband

1.6 DIE ZU ENGE SCHEIDE – DER KÖRPER VERGISST NICHT

Eine Kollegin hatte mir die 17 Jahre alte Mona zur intravaginalen Behandlung geschickt. Mona hatte seit Neuem einen Freund. Frisch verliebt, aber leider erfolglos, versuchten die beiden miteinander zu schlafen. Da die Versuche zunehmend schmerzhaft wurden, suchte Mona Hilfe bei ihrem Gynäkologen. In der Frauenklinik wurde schließlich die Diagnose „Scheidenverengung" gestellt. Zuerst versuchte man mittels Bougierens die Scheide zu dehnen. Dabei werden immer wieder zunehmend dicke Stäbe in die Scheide eingeführt, um die Scheide dadurch langsam aufzudehnen. Diese Prozedur war äußerst schmerzhaft und blieb völlig erfolglos. Als letzte Möglichkeit wurde schließlich der jungen Frau und ihren Eltern vorgeschlagen, eine Scheidenerweiterungsoperation vorzunehmen. Verständlicherweise suchten Mona und ihre Eltern nach anderen Möglichkeiten.

Beim ersten Termin, bei der Anamnese, begleitete die Mutter ihrer Tochter. In diesem Zusammenhang stellte ich routinemäßig die Frage nach Monas Entbindung.

Beide Frauen wurden ganz aufgeregt: Bei der Entbindung wäre die Mutter fast verblutet, weil die Plazenta vor dem Köpfchen des Kindes und damit auch direkt vor dem Muttermund lag. Das war eine sehr wichtige Information. Geburten sind immer eine Situation mit hoher körperlicher, energetischer und emotionaler Intensität. Neugeborene trennen nicht klar zwischen sich selbst und der Umwelt. Alles was geschieht und auf sie einwirkt, beziehen sie direkt auf sich: Stress macht Stress, Angst löst Angst aus, Ruhe beruhigt. Während der Entbindung ist der Säugling eng mit seiner Mutter verbunden und kann nicht zwischen sich und der Mutter unterscheiden. Alles was für die Mutter gefährlich ist, erlebt das Kind ebenfalls als gefährlich. Die Passage durch den Muttermund und die Scheide ist immer anstrengend und potentiell gefährlich. Bei Monas Geburt waren Mutter und Kind der Gefahr ausgesetzt, durch Verbluten das Leben zu verlieren. Diese Erfahrung hatte Mona abgespeichert. Als Frau besitzt sie zudem die Organe, in denen sich bei ihrer Geburt die Gefahr ereignet hatte: ihre Gebärmutter und die Scheide. Immer wenn etwas durch die Scheide hindurchtrat, wurde bei Mona unwillkürlich eine ihr völlig unbewusste Assoziation der maximalen Gefährdung wieder wachgerufen. Diese Information war für Mona sehr wichtig. Als ich sie mit diesem Gedanken konfrontierte, lachte sie verdutzt und meinte dann erstaunlich fröhlich: „Die Idee sagt mir was!“ Ihr waren die Zusammenhänge wie Schuppen von den Augen gefallen.

Während der Behandlung erzählte sie mir schließlich noch, dass sie ihren ersten erotischen Kontakt sehr bereue: Obwohl es nicht stimmte, hatte der junge Mann überall herumerzählt, dass er mit ihr geschlafen habe. Das war ihr sehr peinlich und verletzte sie. Mit dieser Erfahrung war ein neuer Stress auf den alten gehäuft worden mit dem Ergebnis, dass mit ihrem neuen Freund kein Geschlechtsverkehr stattfinden konnte. Zu verkrampft war ihre Scheide in ihrer Reaktion als Abbild und Ausdrucksorgan des eigenen Schutzbedürfnisses.

Zur Beruhigung und zur Stärkung des Vertrauens bot ich den sogenannten Friedensgriff an (siehe Kapitel Behandlung). Sorgfältig begann ich als nächstes mit der Behandlung zuerst des ganzen Beckenrings und dann der Scheide, immer im Kontakt mit Mona. Wie zuvor vereinbart, meldete sie mir als echte Prinzessin jedes unangenehme und jedes positive Gefühl zurück.

Am Ende der Behandlung konnte ich komplett mit meinem Finger die ganze Tiefe der Scheide kontaktieren, ohne dass es Mona in irgendeiner Weise Schmerzen bereitete.

Wir hatten einen zweiten Behandlungstermin vereinbart. Zu diesem erschien sie ganz freudig aufgeregt: Sie hatte mit ihrem Freund geschlafen und dies auch sehr genießen können. Leider hatte sie eine Allergie auf die Latexkondome und deshalb eine knallrote Scheide. Dieses Problem ließ sich leicht lösen: latexfreie Kondome für die Zukunft.

Behandlungselemente

Bewusstmachen traumatischer Vorerfahrungen, körperliche und psychische Entspannung mit dem Friedensgriff, intravaginale Behandlung, Meiden von Allergenen

1.7 REIZBLASE UND HARNWEGSINFEKTE

Seit sie ein kleines Kind gewesen war, war Rebecca immer mal wieder in unserer Praxis. Sie war kein Kind mehr, sondern ein Mädchen, zwar mit Zahnspange, aber deutlich weiblich gestylt. „Na, was plagt Dich denn heute?" „Heute eigentlich nichts, aber seit dem letzten Jahr habe ich dauernd ganz schnell Blasenreizungen, sobald mein Unterbauch kalt wird oder wenn meine Tage kommen" [22].

Bei der Anamnese stellte sich heraus, dass ein Besuch im Hallenbad reichte, um lästigen andauernden Harndrang und leichtes Brennen auszulösen, wenn sie nicht ganz rasch nach dem Baden in eine trockene Bikinihose schlüpfte [17]. Rebecca trug, wie auch Federica, Stringtangas und andere Synthetikunterwäsche sowie Stretchjeans mit hohem Kunststoffanteil. Mit viel Trinken und Wärme gingen die Schmerzen der Harnwegsreizung immer schnell zurück. Trotzdem nervte Rebecca diese Empfindlichkeit ihrer Harnwege.

Die neurolymphatischen Zonen für die Blase zeigten sich empfindlich und das Band, das vom Nabel in Richtung Schambein zieht, war dick wie eine Bassgitarrenseite zu tasten. Außerdem war Rebecca noch stolze Besitzerin eines Nabelpiercings, das direkt nach dem Stechen lange Zeit entzündet gewesen war. Für eine erfolgreiche Zusammenarbeit waren ein paar Erklärungen notwendig, um zu einer bleibenden Lösung zu finden [22].

„Weißt Du Rebecca, durch Deine Nabelschnur zog ein Röhrchen von der Blase zum Mutterkuchen, der wie eine Dialysestation für Deinen Urin funktionierte. Nach der Geburt verschloss sich dieses Gefäß. Übrig blieb dieses Bindegewebsband vom Nabel hinunter zur Blase. Unser Körper nutzt das Band heute, um das Blasendach wie ein Zelt hochzuhalten. Darum sind der Nabelring und die Schambeinfuge, an der ein zweites Band die Blase hält, Reflexzonen für die Blase und die Harnröhre [21]. Wenn sich mit der Pubertät die Geschlechtsorgane und die Schleimhäute anatomisch verändern, wird auch die Schleimhaut der Harnwege eine Weile empfindlicher. Deshalb solltest Du das Piercing entfernen (wenig begeisterter Blick von Rebecca), den Nabel, die Schambeinfuge [30] und das Band selbst ein Mal täglich behandeln, aber immer spätestens bis zum frühen Nachmittag. Na ja, und noch etwas. Da die Haut oberhalb des Beginns der Pofalte die Bindegewebszone für die Blase ist, solltest Du keine Strings mehr tragen und auf Textilien achten, die Dich dort mehr wärmen. Wenn Dich die nasse Hose krankmacht, dann wird Dir ein wärmender Stoff an dieser Stelle guttun."

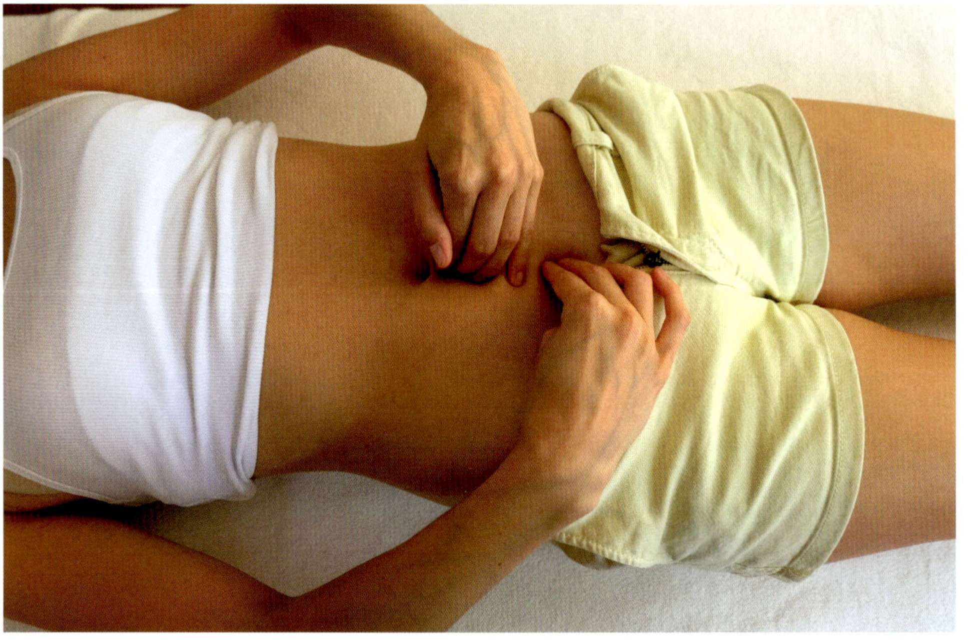

Abbildung 9 Entlastung des Bandes vom Nabel zur Blase

Trotz anfänglichem inneren Widerstand verschwand das Piercing. Zu lästig waren die Blasenreizungen. Rebecca passte ihre Kleidung an und behandelte tatsächlich regelmäßig ihre neurolymphatischen Zonen. Die Folge war ein rasches Nachlassen der Blasenempfindlichkeit, bis die Blase und die Harnröhre unsere junge Patientin schließlich gar nicht mehr belästigten.

Behandlungselemente

Ordnungstherapie bezüglich der Kleidung, Entfernung eines Piercings in einer Reflexzone, Entlastung der neurolymphatischen Zonen für die Blase, Behandlung des Nabel-Blasen-Bandes

Nicht immer liegen die gleichen Zusammenhänge vor wie bei Rebecca. Deshalb fassen wir die Behandlungsoptionen bei gehäuften Blasenreizungen an dieser Stelle kurz zusammen:

- Ordnungstherapie: Warmhalten der Beckenregion, vor allem der Bindegewebszonen über dem Kreuzbein und der unteren Lendenwirbelsäule, die die Durchblutung der Unterleiborgane beeinflussen. Warmhalten der Füße. Entlastung der Reflexzonen am Fuß nach Hanne Marquardt [11, 18].

- Viel trinken – die allgemeine Durchspülungsbehandlung mit Wasser oder Harntees beugt Infektionen vor.
- Ein Punkt, der jungen Frauen nicht immer bekannt ist: Das Wasserlassen direkt nach dem Geschlechtsverkehr, auch wenn es ein wenig unromantisch wirkt. Dadurch erreicht man eine sterile Spülung der mechanisch irritierten Harnröhrenöffnung, eine Entstauung der Schleimhaut und reduziert so das Risiko einer Entzündung.
- Bei Zahnspangen, Retainern oder verblockten Kronen über den Frontzähnen muss manchmal die Schädelbehandlung einbezogen werden wegen der Zahn-Reflexzonen für den Urogenitalbereich [20] (siehe Zahn-Reflexzonen).
- Entfernen von Piercings in der Mittellinie.
- Behandlung des Nabel-Blasen-Bandes.
- Schröpfen der Blasenzone oberhalb des Beginns der Pofalte.
- Friedensgriff – „Durchströmen" des kleinen Beckens.

2

Frau sein

Die eigene Weiblichkeit, auch die körperliche Seite der Weiblichkeit, positiv zu erleben, stellt im Idealfall eine stärkende Erfahrung dar. Wir freuen uns immer wieder, wenn eine Patientin voller Überzeugung sagt: „Mein Gott, was bin ich froh, eine Frau zu sein. Männer wissen gar nicht, was sie verpassen." Stimmt, da hat sie recht. Neben vielen Frauen, die ihre Monatsblutung als völlig in Ordnung akzeptieren, erleben einige das Bluten positiv als gute Reinigung. Manche Frauen sind nie so gesund wie während der Schwangerschaft und was die Sexualität anbelangt, so würden viele nie und nimmer mit einem Mann tauschen wollen.

Im Leben läuft nicht immer alles perfekt. Auf dem Weg zur Verwirklichung unserer Persönlichkeit stoßen wir auf Hindernisse, seien sie körperlicher, sozialer, psychosomatischer oder emotionaler Art. Die sexuelle Energie, das Wie der Sexualität, die Varianten sexueller Identität und Orientierung, die Zeugung und das Austragen von Kindern, all das sind zentrale Themen. Genauer betrachtet ist unser Sexualleben nie nur Privatsache. Neben den Instinkten und Hormonen prägen heute noch soziale Normen und Erwartungen, gesetzliche, kulturelle oder religiöse Regelungen und Moralvorstellungen unser Selbsterleben als Frau und Mann. Frauen sind dem Normendruck vielleicht stärker ausgesetzt als Männer. Darum genügt es nicht, Beschwerden, die das Frau Sein anstrengend oder unangenehm werden lassen, nur eindimensional körperlich zu sehen. Viele Beschwerden haben vielschichtige Ursachen. Sie wirken sich ihrerseits auf unser Selbsterleben und unsere Alltagsbeziehungen aus [19].

Die Geschichten unserer Patientinnen sollen Mut machen. Die vorgestellten Behandlungstechniken können in fast allen Lebenssituationen genutzt werden. Wichtig ist, dass Sie diese Techniken freundlich, respektvoll und wertschätzend nutzen, egal, ob für sich selbst oder für eine Freundin. Es ist nicht so wichtig, was genau gerade nicht in Ordnung ist. Viel wichtiger sind unsere Fähigkeiten, diese Schwierigkeiten zu überwinden und neue Möglichkeiten zu einem rundum gelingenden Frau Sein zu entwickeln.

2.1 PERIODENSCHMERZEN

Periodenschmerzen gehören zu den häufigsten Beschwerden, mit denen wir in der Praxis konfrontiert werden [3, 10]. Unser Konzept stützt sich neben der Behandlung durch eine Therapeutin insbesondere auf Selbsthilfetechniken, die die Patientinnen nach Anleitung selbständig anwenden. Drei Behandlungserfahrungen stehen exemplarisch für die Vielfalt der Beschwerden, ihre Ursachen und mögliche Therapieverläufe.

Frau K., 49 Jahre alt, litt ihr gesamtes Frauenleben unter unerträglichen Schmerzen wenn ihre Regel begann. Sie war dann nicht mehr arbeitsfähig. Selbst mit starken Schmerzmedikamenten musste sie die ersten zwei Tage der Menstruation weitgehend im Bett verbringen. Wie die Untersuchung der hoch druckempfindlichen Zonen für die Haltebänder der Gebärmutter und der Therapieverlauf zeigten, lag ihren Beschwerden vorwiegend eine körperliche Dysbalance zugrunde.

Bei der ersten Behandlung entspannte ich alle schmerzhaften Chapman-Punkte, die mit dem gynäkologischen Raum in Beziehung stehen. In einer zweiten Sitzung erfolgte die sehr einfühlsame und vorsichte Intravaginalbehandlung.

Zusätzlich zeigte ich der Patientin noch, wie sie ab der Hälfte des Zyklus die wichtigsten Zonen selbst mit einem Schröpfkopf behandeln konnte. Schon nach den ersten beiden Behandlungen war Frau K. dank ihrer Selbstbehandlung beschwerdefrei [1, 21].

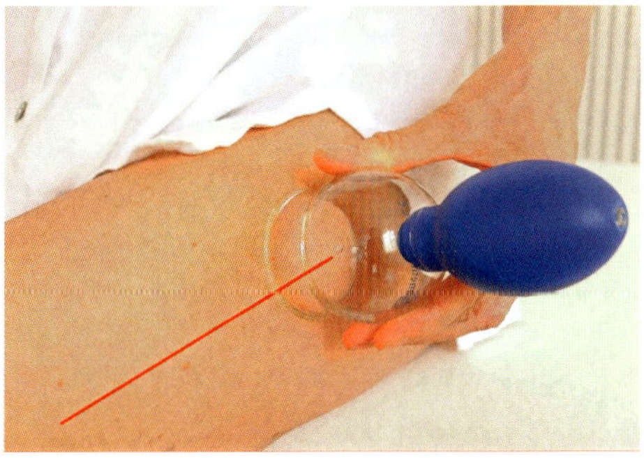

Abbildung 10 Schröpfen der Zone der Haltebänder der Gebärmutter

Sie hatte nur einen kleinen Anstoß gebraucht, den ihr Körper nutzte, um die Vorgänge bei der Periode besser zu integrieren. Danach erlebte die Patientin noch eineinhalb Jahre lang ihre Periode völlig schmerzfrei. Sie war traurig, als die Periode schließlich ausblieb wegen des Eintritts in die Menopause. Sehr gerne hätte sie noch länger ihre Menstruation schmerzfrei erlebt.

Behandlungselemente
Manuelle Entlastung der Chapman-Zonen, Schröpfen, Intravaginalbehandlung

Eine andere Patientin, damals 35-jährig, fürchtete sich schon Tage vor jeder Periode vor der Übelkeit und den Darm- und Blasenkrämpfen, die sie meist in Verbindung mit ihrer Menstruation erleben musste. Besonders schlimm waren die regelmäßig auftretenden Gebärmutterkrämpfe [10]. Die Beschwerden dieser Patientin hatten einerseits einen körperlichen Ursprung. Ein weiterer Faktor war der in ihr gespeicherte Grundstress durch beängstigende Erfahrungen in der damaligen DDR. Energetisch betrachtet handelte es sich um eine Belastung des Wurzelchakras (Thema Sicherheit) und des Unterleibchakras (Thema vertrauenswürdige Beziehungen – siehe Therapieteil Chakrabehandlung) [24, 28]. Ihr Beschwerdebild und das Therapieergebnis unterschieden sich qualitativ deutlich von der ersten Patientin.

Unsere Patientin wurde nach einem Friedensgriff über die Chapman- und die Bindegewebszonen behandelt. Anschließend zeigten wir ihr, wie sie selbst die Zonen entlasten und mit ihren Chakren arbeiten konnte. Drei Monate später kam sie zum Kontrolltermin in die Praxis. „Die Übelkeit und die Darmkrämpfe während der Periode sind fast weg und die Schmerzen durch die Gebärmutterkrämpfe sind viel besser geworden. So wäre es schon gut auszuhalten. Wenn es schlimm ist, schröpfe ich die Zonen für die Haltebänder der Gebärmutter halt mehrfach am Tag. Eine Nebenwirkung hat das allerdings schon: Nach der Selbstbehandlung wird die Blutung stärker. Eigentlich wundert mich das nicht. Schwächen sich die Kontraktionen der Gebärmutter ab, werden die blutenden Gefäße nicht mehr so kräftig abgeschnürt. Aber mir ist eine etwas stärkere Regelblutung noch allemal lieber als die Schmerzen früher."

Behandlungselemente

Manuelle Entlastung der Chapman-Zonen, Schröpfen der Bindegewebs- und der Chapman-Zonen, Friedensgriff, Behandlung der Chakren

Es gibt auch nicht-organische Ursachen für heftigste Menstruationsschmerzen. Ein Beispiel dafür ist die schreckliche Erfahrung von Frau Ö. Sie wurde als junge Frau vor vielen Jahren nachts von einem Einbrecher, der durch ein offenes Fenster in ihr Schlafzimmer eingestiegen war, im Schlaf überwältigt und brutal vergewaltigt. Jedes Mal, wenn Frau Ö. in den Folgejahren ihre Periode bekam, wurde sie ohnmächtig.

Ursprünglich kam Frau Ö. wegen anderer Beschwerden zu mir. Nachdem sie zunehmend Vertrauen gefasst hatte, wagte sie es, von ihrem Trauma zu erzählen und bat mich um Hilfe. Eine ortho-bionomische Behandlung kann das Geschehene natürlich nicht ungeschehen machen. Wie Frau Ö. gehofft hatte, konnte ich ihr versichern, dass das Ereignis mit etwas Glück als vergangenes Erlebnis vom Jetzt abgekoppelt werden könnte. Vergangenes würde dann wirklich vergangen sein und die im Körper abgespeicherten Erinnerungen müssten sie nicht jeden Monat aufs Neue körperlich quälen.

Nach der Behandlung aller äußeren Reflexzonen begann ich vorsichtig – jedoch mit dem inneren Zutrauen der Heilungsmöglichkeit – die intravaginale Behandlung. Ich blieb in ständigem Blickkontakt mit Frau Ö., hörte ihr zu und war bereit, sofort den Ablauf der Behandlung zu verändern, sollte irgendetwas belastend werden [20].

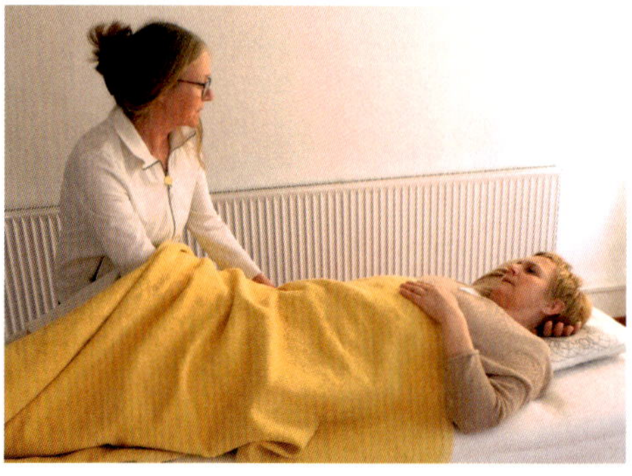

Abbildung 11 Setting bei der intravaginalen Behandlung (Beispiel)

Im Behandlungsverlauf konnte Frau Ö. sich gut entspannen. Auch war es ihr schnell möglich, die Scheidenmuskulatur zusammenzuziehen und auch wieder loszulassen.

Damit gewann sie wieder die bewusste Kontrolle zurück. Durch die positive und achtsame Berührung konnte der gespeicherte Stress aus dem Gewebe verschwinden. Nach der Behandlung war Frau Ö. erleichtert und ein wenig freudig erregt. Sie fühlte sich entlastet und formulierte: „Mein Schoß gehört jetzt wieder mir.“‘ Nach dieser einen Behandlung waren ihre Periodenschmerzen wie weggeblasen.

Behandlungselemente
Klärung der Zusammenhänge, Friedensgriff, intravaginale Behandlung

2.2 SEXUALITÄT – WUNSCH UND REALITÄT

2.2.1 Die Sexualanamnese

Für unsere Arbeit mit der Ortho-Bionomy® spielt die aufmerksame Erhebung der Vorgeschichte unserer Patientinnen eine große Rolle. Wir möchten unseren Patientinnen helfen, ihre eigenen zu ihnen passenden Wege zu mehr Wohlbefinden und persönlicher Entfaltung zu entdecken. Dafür müssen wir so gut wie möglich verstehen, wo genau „der Schuh drückt“. Fragestellungen, wie es um den Zyklus steht, wie Schwangerschaften und Geburten erlebt wurden, werden meist recht unbefangen beantwortet. Falls es in der sexuellen Selbstbestimmung verletzende oder „nur“ unangenehme Vorerfahrungen gab, brauchen die Patientinnen Vertrauen und Zeit, bevor sie darüber sprechen können. Manchmal ist den betroffenen Frauen gar nicht bewusst, wie sehr sie verletzt wurden [18].

Über die eigene Sexualität zu sprechen, fällt den meisten Patientinnen schwer. Umso wichtiger ist eine respektvolle Gesprächsatmosphäre, die es Frauen leichter macht, über ihre Schwierigkeiten mit der Sexualität zu sprechen.

Sich offen mit anderen darüber auszutauschen, wie es mit der Sexualität geht, ist für die meisten zumindest eine ungewohnte Erfahrung. Schließlich geht es um sehr intime Dinge. Sicher, wir haben in der Schule die biologischen Funktionen der Sexualität kennengelernt. Wie allerdings eine gute und selbstbestimmte Sexualität gelebt werden kann, dazu wurden die wenigsten von uns ausführlich beraten. An dieser Stelle empfehlen wir noch einmal die hervorragenden Bücher von Anne-Marlen Henning „Make Love“ für jüngere Menschen und „Make more Love“ [5] für die älteren Erwachsenen. Diese Bücher vermitteln den Patientinnen und uns Therapeuten ein gutes Bild von der Vielfalt gut gelebter Sexualität. Oft fällt es Frauen leichter, sich einer Frau zu öffnen als einem Mann. Aber auch als männlicher Therapeut darf man sexuelle Themen ansprechen, wenn die Situation stimmig ist. In jeder einzelnen Begegnung sind wir herausgefordert, respektvoll empathisch zu sein, hinzuspüren, ob wir diese Themen ansprechen dürfen. Zur Erstanamnese kommen Patientinnen nicht selten mit ihrem Partner, mit einer Freundin oder einer Verwandten. Mal gibt diese Begleitung die notwendige Unterstützung. Ein anderes Mal ist es besser, die Begleitperson zu bitten, eine Weile den Raum zu verlassen und später wieder hinzuzukommen. Wir kündigen diese Regelung direkt bei der Begrüßung an, verbunden mit dem freundlichen Hinweis, dass es im Einzelfall angenehmer ist, ohne Dritte über Besonderheiten der Verdauung und ähnlich intime Fragen zu sprechen. Diese Erklärung wird in der Regel mit einem Lächeln akzeptiert.

2.2.2 Erwartungen, die verwirren

Manchmal genügen ein paar freundliche Nachfragen und Informationen, um unnötigen Kummer und Sorgen abzuwenden. Zugleich dürfen wir uns, wenn es um die Sexualität geht, nicht mit allzu summarischen Antworten zufriedengeben. Es geht darum, sich ein genaues Bild davon machen zu können, was die Patientin bewegt.

Eine erfrischende und ermutigende Erfahrung zum Thema gelungene Sexualität schenkte uns ein junges Paar. Die junge Frau suchte Rat wegen tiefsitzender Rückenschmerzen und ihr Mann begleitete sie. Liebevoll einander zugewandt saßen die beiden im Behandlungsraum. Als es um das Thema Sexualität ging, wurde der junge Mann sichtlich nervös. Seine Frau berichtete unbefangen, fröhlich und völlig entspannt, dass sie noch nie einen Orgasmus beim Verkehr gehabt habe. Eine zarte Röte überzog das Gesicht des Ehemannes. Das war etwas Besonderes. So gut gelaunt zu sein und keine befriedigende Sexualität zu haben? Passt das zusammen? Jetzt galt es, etwas spezifischer nachzufragen. „Streicheln Sie sich manchmal selber am Schoß?“ „Ja, sicher.“ „Und haben Sie dabei einen Orgasmus?“ „Nein, wieso?“ „Warum streicheln Sie sich dann?“ „Weil es schön ist.“ Aha. Was könnte das bedeuten? Die Fragen mussten noch etwas genauer gestellt werden. „Kann es sein, dass sich beim Streicheln eine Spannung in Ihnen aufbaut?“ „Ja genau.“ „Und irgendwann gibt es dann so ein Vibrieren, einen schönen Schauder im Körper und Sie fühlen sich dann angenehm entspannt?“ „Ganz genau so ist es.“ „Geht es Ihnen auch so, wenn Sie mit ihrem Mann schlafen?“ „Ja sicher. Eigentlich immer.“ „Dann darf ich Ihnen etwas verraten: Dieser schöne Schauder, das ist ein Orgasmus.“ „Ja! Ja! Ja!“ jubelte strahlend der in seinem männlichen Selbstwert frisch gestärkte Ehemann. „Ein Zweites darf ich Ihnen verraten: Sie dürfen erwarten, dass die Orgasmen im Laufe der Jahre noch intensiver werden. Sexualität muss man genauso lernen und üben wie alle anderen körperlichen Fertigkeiten.“ Hoch zufrieden verließ das junge Paar den Behandlungsraum, nachdem wir eine einfache zu behandelnde Ursache der Kreuzschmerzen gefunden hatten.

Wie kommt es zu solchen Missverständnissen in der Paarbeziehung und in der Selbsteinschätzung? Vielleicht sind es erotische Literatur, oder die im Internet jederzeit zu findenden pornographischen Filme, die eine völlig falsche „Normerwartung“ formen, wie Sexualität zu leben und zu empfinden sei. Wenn die Intimität mit sich selbst und einem Partner schön und befriedigend erlebt wird, ist sie völlig in Ordnung. Dann brauchen wir weder Ekstase, innere Erdbeben, noch Lustschreie oder schluchzende Geigenklänge. Die gelingende Alltagssexualität ist die wahre Kunst, die es zu lernen und zu erfahren gilt. Dazu gleich noch ein weiteres Behandlungserlebnis.

Frau W., 29 Jahre alt, kam auf Empfehlung ihrer Mutter zu mir. Sie hatte Rückenschmerzen und Schmerzen beim Geschlechtsverkehr. Die Menstruation bekam sie mit Krämpfen und verstärktem Rückenschmerz. Gynäkologisch sei bei ihr alles in Ordnung, hätte ihr die Frauenärztin mitgeteilt. Sie hatte bereits eine Sexualtherapie gemacht, die jedoch nicht zum gewünschten Ziel führte.

Nach mehreren früheren Beziehungen ist sie seit einem Jahr sehr glücklich mit ihrem Freund Martin, mit dem sie vor kurzem in die gemeinsame Wohnung gezogen war.

Sie erzählte mir, dass sie immer zu Beginn einer neuen Beziehung jeweils schöne und lustvolle sexuelle Begegnungen mit ihrem Partner haben könne. Doch nach etwa einem halben Jahr kämen dann langsam Schmerzen beim Geschlechtsverkehr und deshalb habe sie zunehmend keine Lust mehr auf Sexualität. Nun fürchtete sie, dass ihre jetzige Beziehung daran scheitern könnte und wollte sich deshalb von mir behandeln lassen.

Zunächst war es gut zu hören, dass die junge Frau prinzipiell schmerzfrei und lustvoll ihre Sexualität erleben konnte. Aber wo lagen die Ursachen für die zunehmende Lustlosigkeit und die Schmerzen?

Ich behandelte Frau W. zunächst an der Wirbelsäule wegen ihrer Rückenschmerzen und dann die Chapman-Zonen für den Urogenitaltrakt. Bei der achtsamen Woman's Care-Behandlung war sie sehr schnell in der Lage, ihre Scheidenmuskulatur zusammenzuziehen und zu entspannen. Nach der Anleitung zur Selbstbehandlung der Chapman-Zonen und dem Hinweis, dass sie ab der Zyklushälfte bitte keine Stringtangas mehr tragen solle, verbesserten sich sowohl die Rückenschmerzen als auch die Schmerzen während der Menstruation deutlich. Nach einem halben Jahr regelmäßiger Behandlungen waren wir, was die Sexualität anbelangte, leider keinen Schritt weitergekommen.

Eines Tages kam ihr Freund mit zur Behandlung und im gemeinsamen Gespräch berichtete er, dass seine Freundin extrem schamhaft sei. Er dürfe sie nicht nackt anschauen und eigentlich auch nicht am Schoß oder den Brüsten streicheln. Auf meine Nachfrage hin bestätigte Frau W., dass sie sich selbst im Intimbereich bisher weder angeschaut noch sich jemals selbst berührt habe, um sich sexuell zu stimulieren.

Dieses Gespräch brachte den Durchbruch für die Therapie. Ich bat die beiden, sich das Buch „Make Love“ von Anne Marlene Hennig zu kaufen. Frau W. sollte lernen, sich zu streicheln, um herauszufinden, was sie besonders mag. Anfangs konnte sich Frau W. nicht vorstellen, sich in diese Weise mit ihrem eigenen Körper zu beschäftigen. Allein der Gedanke, dass ihr Partner wüsste, dass sie sich streichelte, war ihr extrem peinlich. Ihre Beziehung zu Martin war ihr aber so wichtig, dass sie trotz aller Hemmungen nach und nach bereit war, täglich zu „üben“. Bei der nächsten Behandlung erzählte sie mir leicht errötend, dass sie beim Üben einen Orgasmus gehabt hatte. Das motivierte sie natürlich zu weiteren Experimenten. Und siehe da, nach weiteren drei Wochen konnten die beiden wieder lustvoll und völlig schmerzfrei miteinander schlafen.

Frau W. verabschiedete sich aus der Therapie mit der Frage, ob sie jederzeit wiederkommen dürfe, was ich natürlich gerne bejahte. Mit dieser Gewissheit als Rückhalt hat sie mich seither nicht mehr gebraucht.

Dieses junge Paar ist ein weiteres positives Beispiel dafür, wie hilfreich mehr Wissen um die Sexualität sein kann. Die starke Hormonausschüttung in der Verliebtheit zu Beginn einer Beziehung hilft Hemmungen ab- und die Bindung aufzubauen. Die biologischen Veränderungen klingen langsam ab. Die Herausforderung besteht jetzt darin, während des Übergangs zu zunehmender Vertrautheit sich die sexuelle gegenseitige Anziehung lebendig zu bewahren. Wichtig ist dafür, die eigenen sexuellen Bedürfnisse zu kennen und zu wissen, wie ich körperliche Befriedigung erreichen kann. Wir dürfen nicht erwarten, dass ein Prinz kommt und weiß, was wir uns wünschen.

Sobald enge, entwertende, gesellschaftliche, moralische oder religiöse Regeln das positive Erleben der eigenen Sexualität einschränken, wird der Weg zu neuem Selbstvertrauen und Selbstwert schwieriger. Dann gilt es, sich Zeit zu lassen und in kleinen Schritten am eigenen Glück zu arbeiten.

Behandlungselemente
Information und Beratung, Eigenübungen

2.3 BESCHWERDEN NACH PLASTISCHEN OPERATIONEN

Die durch fast alle Medien verstärkte Fokussierung auf ihre Schönheit und die eigene sexuelle Attraktivität, hat verheerende Wirkungen auf die Selbstwahrnehmung vieler Frauen. Das führt zu der grotesken Situation, dass im brasilianischen Mittelstand nahezu alle Frauen automatisch per Kaiserschnitt entbunden werden. Der Grund: Die Scheide soll durch das Gebären nicht ausleiern. Die Risiken dieser unsinnigen Operationen (die Scheide leiert nicht aus) mit ihren negativen Folgen für Mutter und Kind wurden verdrängt und schließlich gar nicht mehr wahrgenommen. Es gibt ja keine Vergleichsmöglichkeit mehr. Aus ähnlichen Gründen entfällt das Stillen und die vorübergehend veränderten Bauchdecken werden operativ gestrafft, um – wie die Modellvorbilder – wenige Wochen nach der Entbindung wieder die alte Bikinifigur zu haben. Dass diese Fotos mehr mit Makeup, Ausleuchtung und Fotoshop zu tun haben als mit der Realität, wissen wir alle. Dennoch entfalten diese Bilder ihre schädliche Wirkung.

Erschreckend ist auch bei uns die Zunahme der plastischen Operationen am äußeren und inneren Genital. Die Wandlung vom kindlichen Schoß in der Pubertät zum Genital einer erwachsenen Frau führt dazu, dass viele Mädchen mangels besseren Wissens ihren eigenen Schoß als sehr fremd und deshalb als nicht schön erleben. Das häufigste „Übel" sind die vermeintlich zu großen inneren Schamlippen, die zwischen den äußeren Schamlippen hervortreten. Dass das der ganz normalen Anatomie der Mehrzahl der erwachsenen Frauen entspricht, wissen die jungen Frauen nicht. Auch Freundinnen sprechen nicht darüber, wie ihr Schoß aussieht. Wenn jetzt gelegentlich eine Missempfindung am Beckenboden nach langen Fahrradtouren oder anderen lokalen Belastungen auftritt, ist der Schuldige rasch benannt und die oft noch sehr jungen Frauen drängen auf Kürzung der inneren Schamlippen. Rechtliche Regeln beschleunigen die Operationsentscheidung, da der Eingriff vor dem 16. Lebensjahr von den gesetzlichen Krankenkassen übernommen wird und danach nicht mehr.

Dabei haben diese anatomischen Veränderungen ihren biologischen Sinn. Die inneren und äußeren Schamlippen schwellen bei sexueller Stimulation an und sind erregbar. Deshalb kann eine Verkleinerung der Schamlippen zu einer deutlichen Veränderung im sexuellen Erleben führen. Während die ganz jungen Frauen die inneren Schamlippen kürzen lassen, ohne von möglichen unangenehmen Folgewirkungen zu wissen, lassen sich andere Frauen die Vagina straffen. Diese Operation kann nur die allerletzte Lösung sein, wenn die funktionelle Behandlung, wie wir sie hier vorstellen, keine Abhilfe gegen die jeweiligen Beschwerden erreicht.

Aber auch nach einer Operation kann die Behandlung wohltuend und hilfreich sein. Frau S., eine 21-jährige Patientin, kam kurz vor Fertigstellung des Buchmanuskripts in unsere Praxis. Mit knapp fünfzehn Jahren hatte sie sich aus den genannten Gründen die inneren Schamlippen kürzen lassen. Sie glaubte damals ernsthaft, dass sie weit und breit die einzige Frau sei mit einem so „entstellten" Schoß und schämte sich ihrer „Missbildung". Zwei Wochen nach der Operation erfuhr sie von ihrer besten Freundin, dass auch bei ihr die inneren Schamlippen größer sind als die äußeren. Rückblickend würde sich die junge Frau nie wieder operieren lassen. „Ich habe schon früh begonnen, meinen Körper zu erforschen und hatte sehr schöne Orgasmen. Seit der Operation fließt es nicht mehr so, wenn ich mich am Schoß berühre. Genauer noch: Ich finde es jetzt fast anstrengend, wenn ich zum Orgasmus kommen will. Er ist dann auch nicht mehr so schön und intensiv."

Frau S. war meine erste Patientin, die sich wegen der Schamlippenverkleinerung und deren Folgen behandeln lassen wollte. Sie schilderte mir, dass sich eine Schamlippe ganz taub anfühle. Ihre Scheide sei sehr trocken und sie habe auch nicht mehr so viel Lust, mit ihrem Freund zu schlafen. Das ist logisch, signalisiert doch die feuchte Scheide die Bereitschaft des Körpers zum Geschlechtsverkehr.

Ich begann erst einmal mit einer Behandlung des Beckens von außen. Im weiteren Verlauf behandelte ich ihre Schamlippen im Verlauf der Narben. Wie immer musste mir die Prinzessin zurückmelden, was sich für sie gut anfühlt. Den Abschluss machte die intravaginale Behandlung mit den Kontraktionsübungen.

Nach meinem Urlaub erreicht mich folgende E-Mail, die ich mit der Erlaubnis der Patientin veröffentlichen darf:

„Hallo Frau Wiese!

Nun habe ich endlich Zeit gefunden, Ihnen eine E-Mail zu schreiben. Bei mir hat sich einiges verändert seit der Behandlung. Manches sehr auffallend und manches merke ich schleichend. Ich habe gedacht, ich zähle nun die Dinge etwas auf:

1. Die Übungen für meine Feuchtigkeit sind super! Sie schlagen sofort bei mir an und der Sex ist dadurch auch viel angenehmer.
2. Meine Orgasmen sind auch intensiver und länger geworden.
3. Ich verspüre verstärkte Lust auf Sex und werde dann auch schnell feucht.
4. Meine „taube Scharmlippenseite“ spüre ich jeden Tag etwas besser. Sie ist lebendiger, würde ich sagen.
5. Wegen meiner Tage kann ich noch nicht viel sagen, da ich sie seit der Behandlung erst ein Mal bekommen habe. Aber die Übung mit dem Saugsockel (gemeint ist wohl der Schröpfkopf) tat gut. Die Schmerzen sind nicht so schlimm wie sonst.

Mehr kann ich Ihnen leider im Moment nicht sagen, aber diese Sitzung hat einiges bei mir bewegt! Deshalb werde ich mich auch bald telefonisch melden und einen neuen Termin für eine weitere Sitzung ausmachen.

Viele liebe Grüße

Ihre A.S.“

Behandlungselemente

Behandlung der Narben an den Schamlippen; Chapman-Zonen manuell und durch Schröpfen entlasten; intravaginale Behandlung; Training des Beckenbodens, einschließlich Übungen mit dem eigenen Finger zur Kontrolle

2.4 BESCHWERDEN NACH ENTBINDUNGEN

Frau L. hatte mit 26 Jahren im vergangenen Jahr nach 18 Stunden anstrengender Wehenarbeit ihr erstes Kind entbunden. Dabei war bei der jungen Frau das Gewebe der Haut und der Schleimhäute vom Damm bis hoch in die Scheide eingerissen. Die lange Wunde musste entsprechend genäht werden. Ihr ganzer Beckenboden schmerzte noch Monate später bei längerem Laufen und beim Sitzen. Als sie ihren behandelnden Frauenarzt um Rat fragte, gab er ihr die Auskunft, alles sei in der Klinik viel zu eng zusammengenäht worden und man könne diesen Befund nur operativ bzw. bei der nächsten Entbindung korrigieren.

Als Frau L. zu mir kam, klagte sie über starke Schmerzen beim Geschlechtsverkehr. Während der ersten intravaginalen Behandlung bereitete ihr selbst der vorsichtigste Kontakt mit der deutlich spürbaren Narbe erhebliche Schmerzen.

Zunächst war es mir wichtig, die „Botschaft“ des Gynäkologen zu entschärfen. Ich informierte die junge Frau, dass die Ärzte nach der Entbindung meiner Ansicht nach ganz hervorragende Arbeit geleistet hätten. Das blutende, aufgequollene und gleichzeitig weiche Gewebe zu nähen, sei sicher eine große Herausforderung gewesen. Wir würden die Narbe bestimmt gut behandeln können. Im Verlauf des Gesprächs fielen Frau L. die vielen widrigen Umstände ein, die ihr Gebären begleitet hatten, bis schließlich der letzte Arzt sich konsequent und gut um sie kümmerte. Uns beiden wurde rasch klar, dass im verletzten Gewebe des Schoßes mehr abgespeichert war als nur die physische Verletzung. Der durchlebte Stress hatte seine Folgen hinterlassen. Mit dem beginnenden Verstehen und der Wertschätzung des Erlebten begann die positive Verarbeitung des Geschehens [23].

Aufmerksam behandelte ich erneut die gesamte Narbe auch im Inneren der Scheide und übte mit Frau L. das Zusammenziehen und Entspannen der Beckenbodenmuskulatur. Ihr fiel das Bewegen der Muskulatur anfangs sehr schwer. Darum bat ich sie, ihre Mundmuskeln gleichzeitig mit den Beckenbodenmuskeln zu bewegen. Mit der reflektorischen Koppelung war ihr erstmals eine leichte Kontraktion möglich.

Nach zwei Behandlungen war die Patientin schmerzfrei und konnte nach eigener Aussage wieder lustvoll den Geschlechtsverkehr genießen. „Ich spüre mich wieder richtig, wenn ich mit meinem Mann schlafe. Es tut gar nicht mehr weh und es ist jetzt so, so, so gut!“

Behandlungselemente
Klärung und Einordnung eines traumatisierenden Erlebnishintergrundes, intravaginale Behandlung, Beckenbodenübungen, Mundübungen

2.5 UNERFÜLLTER KINDERWUNSCH

Nicht körperlichen, sondern seelischen Schmerz verursacht die Befürchtung, als Paar auf natürlichem Wege keine Kinder bekommen zu können. Das ist ein Problem, das mittlerweile nahezu ein Drittel aller jungen Paare betrifft. Beide, Mann und Frau erleben sich als Versager. Sie „funktionieren" nicht. Für manche droht sich eine ihrer tiefsten Sehnsüchte nicht zu erfüllen. Gerade wenn beide Partner körperlich gesund sind und keine großen Fruchtbarkeitshindernisse gefunden werden, bringt die funktionelle Behandlung sehr gute Erfolge. In unserer Praxis haben wir schon einige Ortho-Bionomy-Kinder erlebt. Unsere Seminarerfahrungen haben dazu geführt, dass wir die Teilnehmerinnen vor allen Seminaren mit dem Schwerpunkt auf die Beckenbehandlung im fortpflanzungsfähigen Alter warnen: Sie dürfen sich im kommenden Monat nicht auf eine wie auch immer geartete natürliche Empfängnisverhütung verlassen.

Frau M., 29 Jahre alt, jung verheiratet mit großem Kinderwunsch, hatte von ihrem Gynäkologen die Mitteilung bekommen, dass sie ohne eine intensive Hormonbehandlung nicht schwanger werden könne. Vor dem Schritt zur Hormontherapie wollte sie unbedingt herausfinden, ob sie nicht noch etwas anderes versuchen könnte. Diese Suche führte sie in unsere Praxis.

Beim ersten Termin behandelte ich die gesamte Wirbelsäule und das Becken mit Techniken der Ortho-Bionomy® [19, 23]. Auch die Chapman-Zonen für den Urogenitaltrakt kontaktierte ich vorsichtig. Für die Behandlung der Chapman-Zonen ist es wichtig, darauf zu achten, dass man nur wirklich positive Zonen stimuliert. Diese zeichnen sich durch extreme Empfindlichkeit aus. Die Patientinnen haben bei einer positiven Zone das Gefühl, als ob die Therapeutin an dieser Stelle eine Heftzwecke benutze anstatt des Fingers.

Bei der zweiten Behandlung begann ich direkt mit den Chapman-Zonen und behandelte dann das Becken. Im Anschluss daran folgte sehr achtsam und behutsam die Woman's Care-Behandlung. Frau M. behandelte in der Zwischenzeit täglich selbst ihre Chapman-Zonen. Eine dritte Behandlung im Folgemonat war nicht mehr nötig. Die junge Frau war mittlerweile ganz normal nach einem Geschlechtsverkehr schwanger geworden, ohne großartig ihre fruchtbaren Tage zu berücksichtigen. Rückblickend berichtete Frau M., dass sie beide als Paar nach meiner Beratung sehr erleichtert waren. Für beide war es eine Belastung, nach Plan und mit Rücksicht auf die fruchtbaren Tage miteinander zu schlafen.

Anders gelagert war die Situation bei Frau S., einer 36-jährigen Anwältin, die sich acht Jahre nach der Geburt ihres ersten Sohnes nach einem weiteren Kind sehnte. Zeugungsfähig war das Paar ja offensichtlich gewesen. Nur, warum wollte es jetzt die letzten Jahre nicht mehr klappen? Alle Chapman- und Bindegewebszonen der Patientin erwiesen sich als hoch aktiv. Hier ist zu erwähnen, dass die Eierstockzonen zugleich als Stresszonen bekannt sind. Einen positiven Befund an den Zonen für die Eierstöcke, die Haltebänder der Gebärmutter bzw. die Prostata, finden wir sehr oft. Hohe Terminbelastungen sowie die Reizüberflutung auf dem Berufsweg, in der Arbeit und Freizeit führen zu einem Stresspegel, der dem Körper signalisiert: „Da ist kein Platz für ein Kind" [18].

Als Erstes galt es neben der körperlichen Behandlung herauszufinden, wo im Alltag kleine Pausen zu finden waren. Welche entspannenden Tätigkeiten könnten in den Tagesablauf der berufstätigen Mutter eingebaut werden? Wir begaben uns auf die Suche nach den Ressourcen, lenkten den Fokus weg vom Stresserleben. Eine große Hilfe war die eigenständige Selbstbehandlung mit den Chakren des Unterkörpers [24]. Das half der Patientin, sich zu erden, mit ihrer Aufmerksamkeit mehr von ihrem übervollen Kopf wegzugehen und ihren Körper wieder mehr zu spüren. Nachdem sie zu ihrem freudigen Erstaunen schwanger geworden war, wollte sie während der Schwangerschaft weiterhin ihre Chakren behandelt haben. Als sie die ersten Kindsbewegungen deutlich wahrnehmen konnte, kam ein zweiter Wunsch hinzu: „Könnten Sie auch den Kleinen im Bauch mitbehandeln? Ich glaube, er mag das." Wenige Tage nach der Entbindung brachte sie ihren zweiten Sohn vorbei und gab ihn mir. „Erstaunlich" lachte sie, „eigentlich mag er es nicht, an andere abgegeben zu werden. Aber Sie kennt er ja schon." Das dritte Kind kam dann sehr bald und überraschend, nachdem der Weg frei war.

Während wir dieses Buches schreiben, ist ein weiteres Kind unterwegs. Dieses Mal besonders unerwartet, weil die Ausgangslage sehr schwierig war. Die junge Frau kam auf Empfehlung eines Kollegen völlig verzweifelt und schmerzgeplagt mit ihrem Mann in unsere Praxis. Nach einer jahrelangen Odyssee hatte man festgestellt, dass die vernichtenden Bauch-, Becken- und Beinschmerzen, unter denen sie zu leiden hatte, von im Bauchraum versprengter Gebärmutterschleimhaut herrührten. In einer langwierigen schweren Operation wurden in einem Spezialzentrum die Schleimhautinseln beseitigt. Die Schmerzen in Bauch, Blase, Enddarm, Becken und Beinen wurden zwar etwas abgemildert, waren aber dennoch weiterhin kaum zu ertragen. Um ein erneutes Anwachsen der Schleiminseln zu verhindern, erhielt die Patientin ein spezielles Hormonpräparat, mit dem eine Schwangerschaft nicht möglich war. Während der nächsten Monate besserten sich die Beschwerden der Patientin deutlich, vor allem durch Selbstbehandlungen und die Behandlungen durch ihren Ehemann. Da die Patientin sehr weit entfernt wohnt, war die gründliche Anleitung des Ehemannes und der Patientin notwendig. Angesichts des hohen Stresspegels war die Chakrabehandlung wieder ein wesentlicher Bestandteil des Therapieangebotes. Nicht zuletzt die geduldige und äußerst liebevolle Zuwendung durch den Ehemann machte die Behandlung zu einem vollen Erfolg. Von der Klinik wurde unsere Patientin mit folgenden Worten aus der letzten Kontrolle vor Absetzen der Spezialpille entlassen: „Warten Sie drei Menstruationsblutungen ab. Dann kommen Sie wieder und wir besprechen die künstliche Befruchtung." „Wie bitte? Künstliche Befruchtung? Wir wollen es erst einmal ganz normal versuchen. Dann wird man schon sehen." Bereits im ersten Zyklus nach Absetzen wurde unsere junge Patientin schwanger. „Es ist ein Wunder!" schrieb sie uns überglücklich per E-Mail.

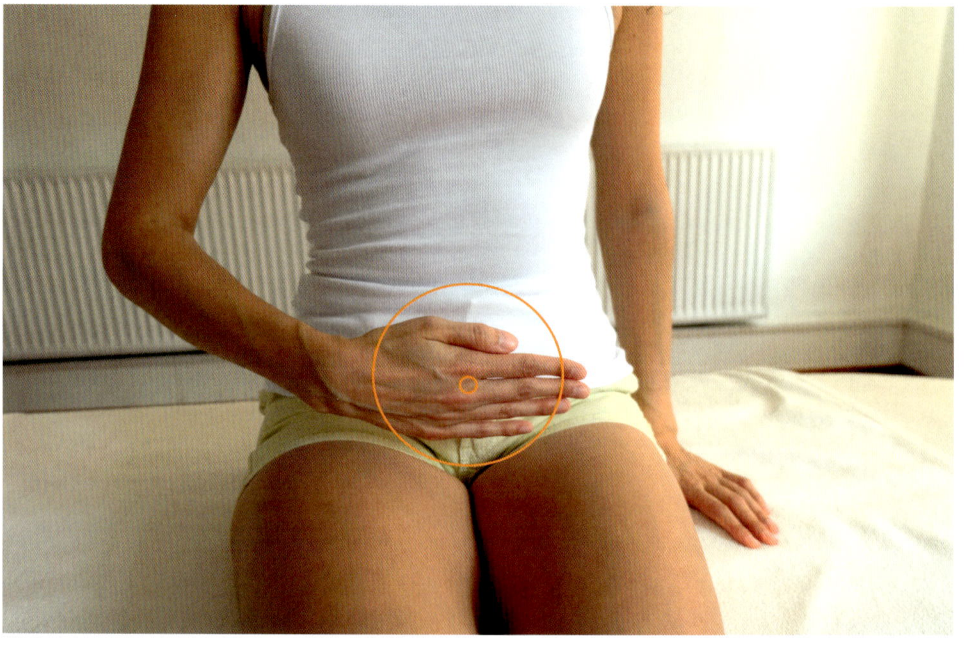

Abbildung 12 Behandlung des Unterleib-Chakras

Geht es um unerfüllten Kinderwunsch, so gibt es eine Reihe von medizinischen Befunden, die die beiden eigentlich gesunden Partner beunruhigen. Das reicht von einem ungewöhnlichen Hormonspiegel, über zu seltenen Eisprung, Veränderungen der Gebärmutterschleimhaut bis hin zu den zu langsamen und zu wenigen Spermien oder zum angeblich falschen pH-Wert der Ejakulationsflüssigkeit und des Scheidensekrets. Wir empfehlen immer, dass sich beide Partner behandeln lassen und beide einander behandeln. Schwanger werden zu können wird von der Natur nicht zuletzt situationsbezogen gesteuert. Wenn es lange Zeit keinen Platz gab für ein Kind im Leben, die Pille vielleicht über viele Jahre eine Scheinschwangerschaft imitiert hatte, wie soll dann unser Körper verstehen, dass wir jetzt Liebe, Zeit und Raum für den Nachwuchs haben. Die Behandlung beider Partner, verbunden mit der Zuwendung in der gegenseitigen Behandlung, öffnet den energetischen Raum für das Kind und die Natur bahnt sich den Weg für ein neues Leben. Bevor wir uns psychisch belastenden Fertilisationsprozeduren unterziehen, würden wir zuerst immer einen Versuch mit der Ortho-Bionomy® empfehlen.

Behandlungselemente

Ordnungstherapie für den Stressabbau und zur Förderung der körpereigenen Rhythmen; Chapman-Zonen manuell und durch Schröpfen entlasten, Behandlung des Beckenbodens, Intravaginalbehandlung, Chakra-Behandlung

2.6 SPORT, STRESSHARN-INKONTINENZ UND SEXUALITÄT

Wir lernen immer wieder durch Anregungen von außen hinzu. Ein Beitrag von Julia Hofer in der pt Zeitschrift für Physiotherapeuten [8] wies uns auf ein Problem hin, das uns bis dahin nicht bekannt war: Die Stressinkontinenz bei Leistungssportlerinnen, die High Impact-Sportarten betreiben. Darunter versteht man Sportarten, bei denen man mit beiden Füßen vom Boden abhebt und beim Wiederaufkommen eine entsprechende Bremsbeschleunigung der inneren Organe nach unten im Rumpf ausgleichen muss. Neben häufigem Laufen sind vor allem Ballsportarten und Bodenturnen belastend. Volleyballspielerinnen, die intensiv trainieren, sollen zu über 50 % betroffen sein.

In ihrem Artikel widmet sich Julia Hofer naturgemäß vor allem den physiotherapeutischen Behandlungsmöglichkeiten. Besonders bedeutsam waren Informationen, die ganz nebenbei in den Text einflossen. Die Stressinkontinenz unter sportlicher Belastung betrifft keineswegs nur das Halten des Urins, sondern auch des Stuhlgangs. Je jünger die Leistungssportlerinnen sind (mehr als neun Stunden Training und Sport pro Woche), desto höher wird das Risiko der Stressinkontinenz. Angesichts der damit verbundenen Scham und der Tabuisierung des Themas schreibt sie: „Dennoch leiden die Betroffenen durch das damit verbundene hygienische Problem an sozialer Ausgrenzung und fühlen sich oft in ihrer Lebensqualität eingeschränkt." Wenn Frauen schon in der Phase des Frau Werdens mit diesen Schwierigkeiten zu kämpfen haben, können wir Julia Hofer nur beipflichten. Erfahren wir dann, dass auch noch Sexualfunktionsstörungen die Folge sein können, wird das Ausmaß der möglichen Katastrophe erst richtig klar. Lernen sportliche Mädchen auf dem Weg zum Frau Sein nichts Anderes kennen als Stressinkontinenz beim geliebten Sport und dass die erwachende Sexualität mehr Unbehagen als Freude bereitet, dann werden Scham- und Minderwertigkeitsgefühle die Oberhand gewinnen und ihrer Lebensfreude und Selbstentfaltung im Wege stehen. Möglichst viele Eltern, Lehrer*innen und Trainer*innen sollten die Mädchen und Frauen frühzeitig informieren, damit rechtzeitig Gegenmaßnahmen ergriffen werden können.

Frühzeitiges Erkennen und die hier geschilderten Selbstbehandlungen helfen sicherlich dieser Negativspirale vorzubeugen.

Frau bleiben – Wechseljahre und danach

3

„Verlasse das Haus nie ohne Lippenstift. Widme Dich einem intellektuellen Projekt. Und gib den Sex nicht auf, **egal** in welcher Form und Farbe.“ (Alice Carey)

3.1 SEXUALITÄT – PROBLEM SCHEIDENTROCKENHEIT

Immer wieder erzählen uns Patientinnen ab 50 Jahren aufwärts, dass sie Schmerzen beim Geschlechtsverkehr haben, weil ihre Scheide so trocken ist. Das von den Frauenärzten verordnete Gleitgel empfinden sie als unpraktisch und von der Konsistenz her unangenehm. Dass es für dieses Problem häufig eine sehr einfache Lösung geben kann ist leider nicht sehr bekannt.

Wie alle Organe unseres Körpers, zum Beispiel unsere Muskeln, brauchen unsere Sexualorgane fortlaufend eine Stimulation und Inanspruchnahme, um ihre Funktion aufrechtzuerhalten. Im Alter zwischen 50 und 60 erleben sich viele Menschen, Frauen wie Männer, beruflich und familiär so eingespannt, dass der Fokus auf eine positiv gelebte Sexualität in den Hintergrund tritt. Berufliche Abwesenheit eines Partners, Abendtermine, gesellschaftliche Verpflichtungen, Wochenendbesuch der beinahe erwachsenen Kinder, die sich nicht vorstellen können, dass ihre „uralten“ Eltern noch gerne etwas Privatsphäre und Zeit hätten, miteinander zu schlafen. Kurz, der regelmäßige Sex kommt zu kurz. Biologisch ist die Reproduktionsphase mit der Menopause abgeschlossen. Wenn dann noch die regelmäßige Praxis wegfällt, muss unser Körper daraus folgern, dass er seine Sexualfunktionen langsam einstellen kann. Eine der ersten folgenreichen Konsequenzen ist die Veränderung und Verringerung des Scheidensekrets, was den so selten gewordenen Geschlechtsakt unerfreulich beeinträchtigt. Der Teufelskreis beginnt. Wenig Sex, Scheidentrockenheit mit Schmerzen, kein Genießen, noch weniger Sex, noch empfindlichere Scheide. Das positive Gegenbeispiel sind Paare, die noch mit über 80 Jahren regelmäßig miteinander schlafen. Die Sexualität wird dann zwar anders erlebt als in jungen Jahren, aber beide genießen Nähe, Lust und Intimität. Eine befriedigende Sexualität braucht fortlaufend Achtsamkeit auf die eigenen Bedürfnisse und eine regelmäßige Praxis. Für ein aktives Sexualleben mit und ohne Partnerschaft brauchen wir verlässliche Regelmäßigkeit. Das heißt, es lohnt sich unbedingt, für feste Zeiten und entsprechende Rahmenbedingungen zu sorgen. Wenn es keinen Partner gibt oder er nicht anwesend ist, nutzen wir die Zeit für die Lust mit uns selbst. Bei Beschwerden durch Scheidentrockenheit bedarf es zur Wiederherstellung einer ausreichenden Scheidenfeuchtigkeit eine Weile der täglichen Übung.

Üben unsere Patientinnen täglich, die Scheide um einen Finger zusammenzuziehen, stellt sich ihr Körper wieder auf eine gelebte Sexualität ein und die Lubrikation, das Fachwort für die Scheidenfeuchtigkeit, setzt meist wieder ein.

Die Konsistenz des Sekrets in der Menopause ist etwas anders als bei Frauen vor den Wechseljahren, aber für eine befriedigende Sexualität reicht es vollkommen aus. Das Spannende ist unsere Beobachtung, dass der Körper, auch wenn eine Frau schon ein paar Jahre eine sehr trockene Scheide hatte, in der Lage ist, die Produktion der Scheidenflüssigkeit wiederherzustellen.

Eine Freundin fragte mich, ob denn das „Rein und Raus des Mannes nicht ausreicht". Ich musste ein wenig schmunzeln. Regelmäßige sexuelle Aktivität hilft sicher, der Scheidentrockenheit vorzubeugen. Liegen allerdings schon Beschwerden vor, wird es schwieriger. Beim Rein und Raus des Mannes geht es erst einmal primär um Sexualität in der Beziehung, nicht selten mehr um die Sexualität des Mannes. Beim Zusammenziehen der Scheide geht es ausschließlich um das eigene Wohlbefinden der Frau, um die eigene Lust.

Durch das Zusammenziehen der Scheidenmuskulatur wird die Durchblutung der Scheidenschleimhaut gefördert, der Körper stellt sich auf sexuelle Aktivität ein. Durch das Zusammenziehen wird auch die Lust im Körper stärker spürbar und die Feuchtigkeitsproduktion angeregt.

Frau M., eine Patientin im Alter von 65 Jahren, erzählte mir, dass sie mit dem Gleitgel gegen die Scheidentrockenheit überhaupt nicht zurechtkäme. Sie habe seit zwei Jahren eine so trockene Scheide, dass jeder Geschlechtsverkehr sehr schmerzhaft und deshalb wenig lustvoll sei. Das Gel, welches für Abhilfe sorgen sollte, lief aus der Scheide heraus und war in der Anwendung einfach nicht schön. Für die mäßige Akzeptanz der Gele mag neben der klebrig-flüssigen Flächenausbreitung eine Rolle spielen, dass manchen Frauen die fremde Substanz als vermeintliches Zeichen der eigenen „Unzulänglichkeit" unangenehm ist.

Ich schlug Frau M. eine intravaginale Behandlung vor, um mit ihr das Zusammenziehen und Öffnen der Scheidenmuskeln zu üben. Viele Frauen wissen nicht recht, wie sie ihren Beckenboden differenziert bewegen können.

In der Rückbildungsgymnastik nach Entbindungen wurde unseren Patientinnen vielleicht nicht klar genug gezeigt, wie sie effektiv ihre Scheidenmuskeln bewegen können. Die Anleitungen bleiben oft sehr vage: Bitte ziehen Sie die Muskulatur zwischen After und Scheide zusammen, oder versuchen Sie, den Bereich zwischen After und Scheide in sich hineinzusaugen. Die Angabe stimmt natürlich. Aber wie soll ich sie umsetzen, wenn ich kein körperliches Gefühl dafür entwickelt habe, was ich da eigentlich zusammenziehen soll. Oft wird vor allem die Po-, weniger die gesamte Beckenboden- und Scheidenmuskulatur angespannt.

Selten wird die Übung so angeleitet, dass die Frauen versuchen sollen, den Finger in ihrer Scheide festzuhalten und diesen in sich hineinzusaugen. Diese Übung sollte variieren zwischen sanftem „Praline lutschen" oder ein „hartes Bonbon" halten. Je unterschiedlicher die Möglichkeiten der Bewegung der Scheidenmuskulatur sind, desto flexibler wird der gesamte Bereich werden. Ausführlich erklärt wird dies im Kapitel der intravaginalen Behandlung.

Nach der Behandlung, während der wir ausführlich das Zusammenziehen und Entspannen der Beckenbodenmuskulatur einübten, war Frau M. motiviert, dieses kleine effektive Training in vielen möglichen Situationen im Alltag durchzuführen. Beim nächsten Termin erzählte sie mir, dass ihre Scheide wieder ausreichend feucht wird und der Geschlechtsverkehr wieder Spaß macht.

Frau M. ist ein schönes Beispiel dafür, dass manchmal eine einzige Maßnahme für eine positive Veränderung unserer Lebensqualität genügt. Ergänzend können Sie immer die zugehörigen Chapman-Zonen behandeln oder mit Ihrem Unterleib- und dem Wurzelchakra arbeiten [24].

Behandlungselemente
Chapman-Zonen, Beckenboden-Übungen und Intravaginalbehandlung, Unterleib- und Wurzelchakra

3.2 INKONTINENZ

An der Zunahme der Werbung für Inkontinenzeinlagen in Frauenmagazinen kann man sehen, dass dieses Problem weit verbreitet und mit der Blaseninkontinenz richtig Geld zu verdienen ist. Die Modelle für die Werbung werden immer jünger und es ist von sogenannten „Ups“-Momenten die Rede, die nun nicht mehr problematisch sind. Über die Inkontinenz junger Sportlerinnen haben wir bereits in Kapitel 2.6 gesprochen. Jetzt geht es um Frauen nach der Menopause.

Frau N., 80 Jahre alt, war eigentlich wegen Rückenschmerzen zu mir gekommen und sprach dann etwas peinlich berührt darüber, dass sie es morgens nicht „trocken“ vom Bett aus auf die Toilette schaffe. Gott sei Dank gäbe es ja spezielle Slipeinlagen, aber schön sei es nicht.

Ich behandelte daraufhin alle Chapman-Zonen, die mit der Blase und dem Urogenitaltrakt zu tun haben. Außerdem erklärte ich ihr, wie sie unter Fingerkontrolle zunächst im Liegen den Beckenboden um den Finger herum zusammenziehen könnte. Dann solle sie als Steigerung die gleiche Übung im Stehen unter der Dusche machen.

Als ich ihr einige Tage später zufällig begegnete, rief mir Frau N. ganz begeistert über die Straße hinweg zu: „Es klappt wunderbar – ach und welchen Finger soll ich noch einmal nehmen?“

Im Winter kam sie wieder einmal in meine Behandlung und klagte über eine deutliche Verschlechterung der Blasenkontrolle. Was war jetzt anders als im Sommer? Ich fragte sie, ob sie denn die Übung mit dem Finger noch regelmäßig mache. Na ja, kam als Antwort – im Winter schwitze sie ja nicht so und deshalb dusche sie viel seltener. Dass sie die Übung auch ohne duschen machen könnte, war ihr einfach nicht eingefallen. Mit der regelmäßigen „Selbstbehandlung" besitzt sie wieder die vollständige Kontrolle über ihre Blase.

Behandlungselemente
Chapman-Zonen, Beckenbodenübungen

3.3 HITZEWALLUNGEN

Viele Frauen klagen während und noch nach den Wechseljahren über Hitzewallungen der unangenehmen Sorte. Die Wenigsten möchten Hormone dagegen einnehmen. Gegen Hitzewallungen gibt es eine Vielzahl von Selbstbehandlungstechniken.

Zunächst spreche ich mit unseren Patientinnen über die Zusammenstellung ihrer Kleidung. Das Zwiebelschichtenprinzip, mit dem man auf die unterschiedliche Temperaturwahrnehmung reagieren kann, ist vielen bekannt. Auf das Material der Stoffe bei ihrer Kleiderauswahl achten nicht alle. Nahezu sämtliche Kunstfasern bringen Frau wegen der geringeren Feuchtigkeitsspeicherkapazität eher zum Schwitzen. Um es kühl zu haben, empfiehlt es sich, auf Leinen überzugehen. Es gibt selbst Söckchen mit einem hohen Leinenanteil. Deshalb sollte schon die Unterwäsche bevorzugt aus saugfähiger Baumwolle und nicht aus synthetischen Materialien bestehen.

Unverändert hilfreich sind die Anwendungen nach Pfarrer Kneipp [2, 9]. Sie mögen etwas aus der Mode gekommen sein, vielleicht weil sie geduldig und langfristig angewendet werden müssen. In der heutigen Zeit erwarten wir immer eine sofortige Wirkung, nach dem Motto: Heute bestellt und morgen geliefert.

Ich persönlich habe sehr gute Erfahrungen mit meinen Patientinnen machen können, wenn diese bereit waren, die Kneipp-Anwendungen konsequent jeden Morgen durchzuführen. Im Vergleich zum Abend hat sich die morgendliche Anwendung wegen ihrer stärkeren Wirkung gut bewährt. Am häufigsten empfehlen wir Waschungen und Güsse (s. u. sowie das Kapitel Behandlungstechniken).

Behandlungselemente
Chapman-Zonen für die Gonaden und die Schilddrüse, Kleidungsberatung, Kneippanwendungen

3.4 SCHLAFSTÖRUNGEN

Auch bei Schlafstörungen haben sich die Anwendungen von Pfarrer Kneipp bewährt. Ein warmes Bad am Schluss des Tages wirkt sowieso entspannend. Wenn Sie es nach den Anwendungsregeln von Pfarrer Kneipp durchführen, können Sie hinterher sicher besser schlafen. Die Wassertemperatur des Vollbades liegt bei 36 – 38 Grad. Dadurch können Sie sich richtig durchwärmen, bevor Sie die Anwendung mit den kurzen kalten Güssen beenden. Nach 15 Minuten Ruhen im warmen Wasser beginnen Sie mit den kalten Güssen. Dazu benutzen Sie Ihre Dusche im Modus der Schwallbrause, bei dem der weiche Wasserstrahl wie bei einem leicht aufgedrehten Gartenschlauch herauskommt.

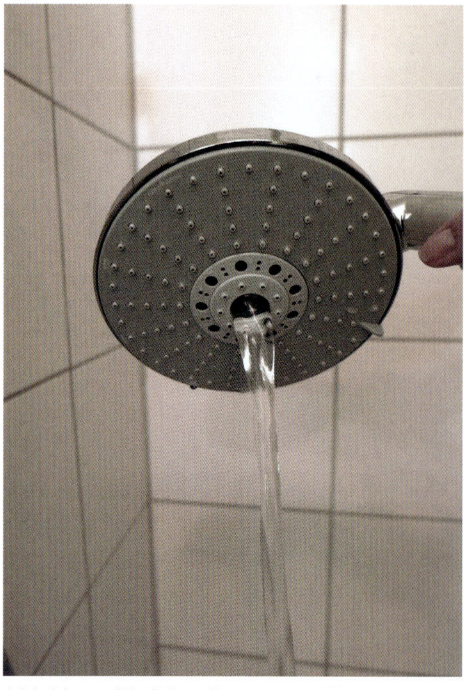

Abbildung 13 Schwallbrause zum Einstellen des Kneippstrahls

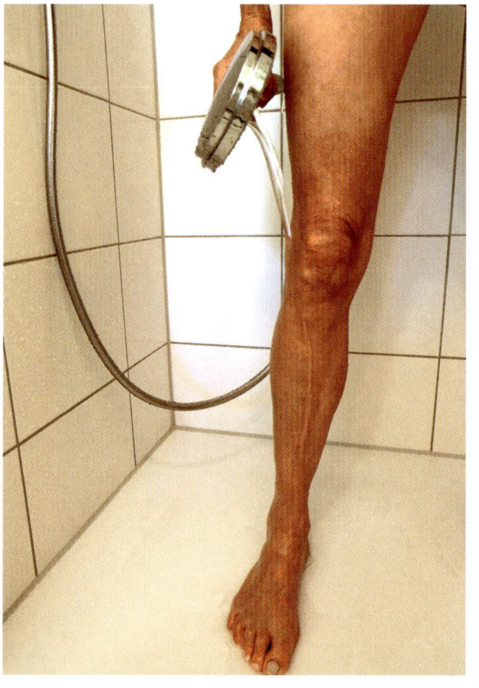

Abbildung 14 Beinguss

Sie führen den Strahl von der rechten Außenseite des Fußes bis hoch zur Hüfte und dann an der Innenseite des Beins wieder herunter [2]. Genauso verfahren Sie mit Ihrem linken Bein. Danach folgt der rechte Arm. Sie beginnen an der Hand und arbeiten sich außen hoch bis zur Schulter und an der Innenseite wieder hinab. Es folgt der linke Arm in der gleichen Weise. Wenn Sie etwas trainierter sind mit den Güssen, folgt die erweiterte Anwendung. Sie führen den Schlauch in kreisförmigen Bewegungen im Uhrzeigersinn über den Bauch und dann über die rechte Oberkörperseite hoch zur Schulter. Hier lassen Sie das Wasser kurz über Rücken und Brust fließen und gehen dann zur linken Schulter über. Zum Abschluss lassen Sie das kalte Wasser über Ihr Gesicht fließen. Pfarrer Kneipp legte großen Wert darauf, dass die Patienten das Wasser hinterher nur abstreiften und sich dann in ein Leinentuch wickelten und nachruhten. Wenn Sie danach im nicht überheizten und gut gelüfteten Schlafzimmer ins Bett gehen, werden Sie schlafen wie ein Murmeltier. Auch die Bettwäsche und die Bekleidung spielen eine wichtige Rolle bei Schlafstörungen. Wenn Sie ruhig wohnen, ist es gut, für die bessere Frischluftzufuhr mit gekipptem Fenster zu schlafen. Zu warme Bettdecken verstärken die Hitzewallungen, während Bettwäsche und Nachtwäsche aus Leinen einen kühlenden Effekt haben.

Eine medizinische Besonderheit sind Durchschlafstörungen durch einen nächtlichen Blutdruckabfall. Das dann minderdurchblutete Gehirn weckt uns. Mit der Wachaktivität wird die Durchblutung verbessert. Eine Tasse starken Kaffees direkt vor dem Schlafengehen kann diesem Spuk ein Ende bereiten. Sollten Sie blutdrucksenkende Medikamente einnehmen und der Kaffeeversuch positiv wirken, wenden Sie sich bitte an Ihre behandelnde Ärztin.

Behandlungselemente

Kneippanwendung, Vollbad und Güsse, Raumtemperierung, Bettwäsche, Blutdruckanpassung

4

Anatomie und Funktion – Wissenswertes zum Verständnis

4.1 GEBÄRMUTTER UND SCHEIDE

Im kleinen Becken liegt die Gebärmutter, ein kleines, etwa birnenförmiges Organ, mit einem inneren Hohlraum, das mit seinem schlankeren Ende – dem Gebärmutterhals – in die Scheide hineinreicht. Zum größten Teil besteht die Gebärmutter aus glatten Muskelzellen, deren Zusammenziehen bei der Periodenblutung oder während der Schwangerschaft nicht bewusst gesteuert werden kann. Diese Muskelzellen wachsen in der Schwangerschaft bis um das Dreihundertfache ihrer Ursprungsgröße an [13].

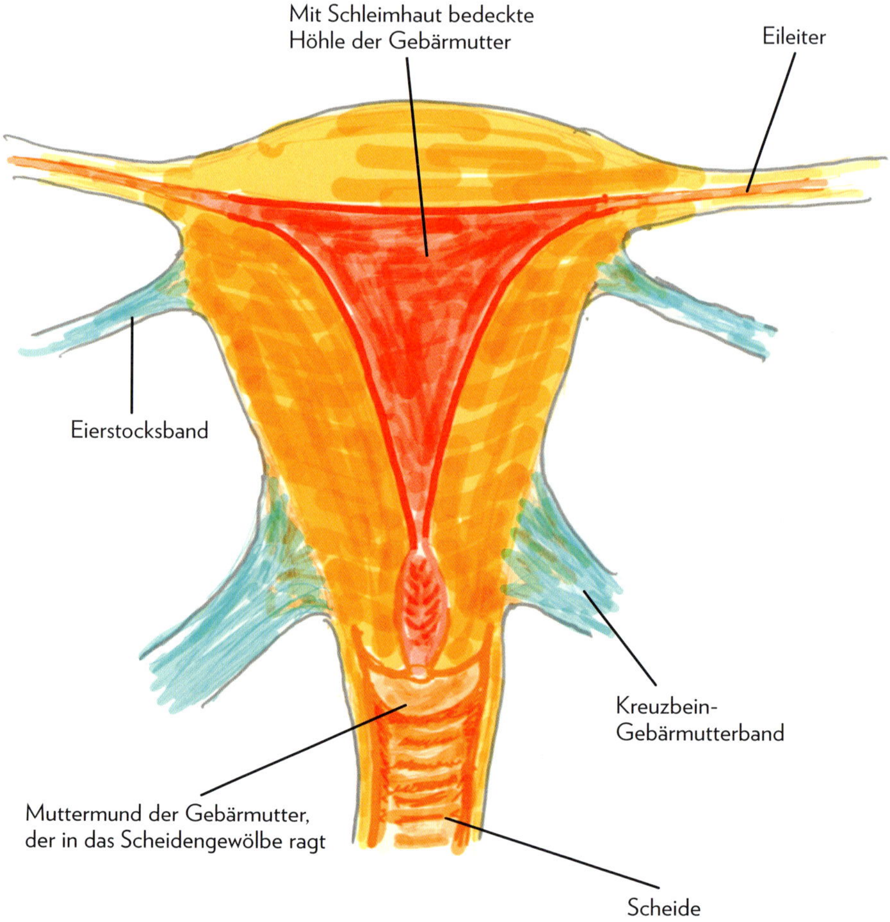

Abbildung 15 Grafik Gebärmutter und Scheidenende

Der Hohlraum im Inneren der Gebärmutter ist von einer Schleimhaut ausgekleidet, die im Lebensabschnitt zwischen der Menarche, dem Beginn der Regelblutung, und der Menopause, dem Ende der Regelblutung, in einem etwa vierwöchigen Rhythmus abgestoßen und wieder neu aufgebaut wird. Vom „Dach“ des Hohlraumes führen die Eileiter nach rechts und links, Richtung der Eierstöcke und öffnen sich an ihrem Ende wie zwei Blüten, die sich an den Eierstock anlegen.

Der Gebärmutterhals reicht mit dem Muttermund in das Scheidengewölbe hinein. Die Wände der Scheide, lateinisch Vagina, sind mit einer von Sekret überzogenen Schleimhaut ausgekleidet. Wie bei einer Messerscheide liegen die Schleimhäute direkt aneinander an. Lymphgewebe und das Scheidensekret, in dem Eiweiße der Immunabwehr gelagert sind, sorgen dafür, dass die äußere Schamregion, der Harnröhreneingang und die Scheide selbst extrem immunkompetent sind. Der Körper sorgt für ein saures Milieu der Scheidenregion, welches das Abtöten von Bakterien fördert. Das Zusammenspiel von Immuneiweißen und Abwehrzellen in der Genitalregion sorgt dafür, dass hier üblicherweise keine Infektionsgefahr besteht.

Darum sind Hygienetipps, die sich auf das Scheideninnere beziehen, meist völlig sinnlos, ja vielmehr schädlich. Viele Seifen und Waschlotionen verschieben den pH-Wert vom gesunden sauren hin zum ungünstigen basischen Milieu. Besonders schlimm: Durch häufiges Waschen mit Seifen nicht nur außerhalb der Vulva – also außen und um die Schamlippen herum – sondern auch innerhalb der kleinen Schamlippen am Scheideneingang, wird das Scheidensekret aufgelöst und fließt ab. Die Antikörper und die gesunderhaltenden Scheidenbakterien verlieren damit ihr normales Lebens- und Speichermilieu und stehen der Infektionsabwehr nicht mehr zur Verfügung. Die Schleimhautzellen trocknen aus. Sie versuchen, sich dagegen zu wappnen, indem sie in ihrer Oberfläche derber werden, ein wenig verhornen. Dabei verliert die Schleimhaut ihre glatte Geschmeidigkeit, wird brüchig, spröde und schmerzempfindlich, reagiert bei mechanischen, chemischen und bakteriellen Kontakten viel zu früh mit ungerichteten Entzündungsreaktionen. Waschmittel und Lotionen haben in der Scheide ebenso wenig zu suchen wie Duftstoffe oder Deodorantien. Es ist völlig ausreichend, pH-neutrale Mittel sparsam im äußeren Genitalbereich anzuwenden.

Wie bereits besprochen, muss entgegen mancher Befürchtungen die Scheide einer Frau nach der Menopause nicht zwangsläufig „trocken“ werden, obwohl die hormonelle Umstellung natürlich Schleimhautveränderungen mit sich bringt. Wie in „Frau Bleiben“ beschrieben, hängt die Feuchtigkeit der Scheide stark von der regelmäßigen sexuellen Aktivität ab, wenn diese mit sexueller Lust verbunden ist. Wie vor der Menopause reicht die normale Feuchtigkeit dann für den Geschlechtsverkehr aus. Den Beckenboden immer wieder mal zusammenzuziehen und loszulassen als regelmäßige Übung unterstützt die Durchblutung der Schleimhaut. Gleitgels werden dann nicht mehr gebraucht.

Moden kommen und gehen. Der Trend zur völlig schamhaarfreien Scheidenregion ist medizinisch gesehen für die Frau eher problematisch. Die Schamhaare bieten einen natürlichen Schutz vor Reibungs- und Scheuerwunden. Außerdem unterstützen sie die gesunde Bakterienflora und den normalen pH-Wert. Die Gefahr, sich bei der Entfernung der Schamhaare kleine Verletzungen zuzuziehen, ist groß, da dieser Bereich schwer zu rasieren ist. Auch wenn die Haare durch Wachs entfernt werden, besteht die Gefahr der Bildung von Pickeln, Abszessen und Entzündungen.

Vielleicht fällt es Ihnen leichter, sich gegen diese Moden zu wehren die nicht gut sind für Ihren Körper, wenn Sie sich bewusstmachen, dass der Trend zur völligen Enthaarung stark von der Pornoindustrie beeinflusst ist. Befremdlich finden wir, dass ein komplett enthaarter Schoß große Ähnlichkeit mit dem Genital eines Kindes aufweist.

4.2 DIE GEBÄRMUTTER UND IHRE HALTEBÄNDER

Schmerzen im Unterleib, in der Gesäß- und Oberschenkelmuskulatur, die vor und während einer Periodenblutung bis in die Oberschenkel ausstrahlen können, werden oft von den Haltebändern der Gebärmutter (lat. Ligamenta lata) mitverursacht. Die Entlastung der Haltebänder über Reflexzonen lindert die Beschwerden meist schonend und schnell.

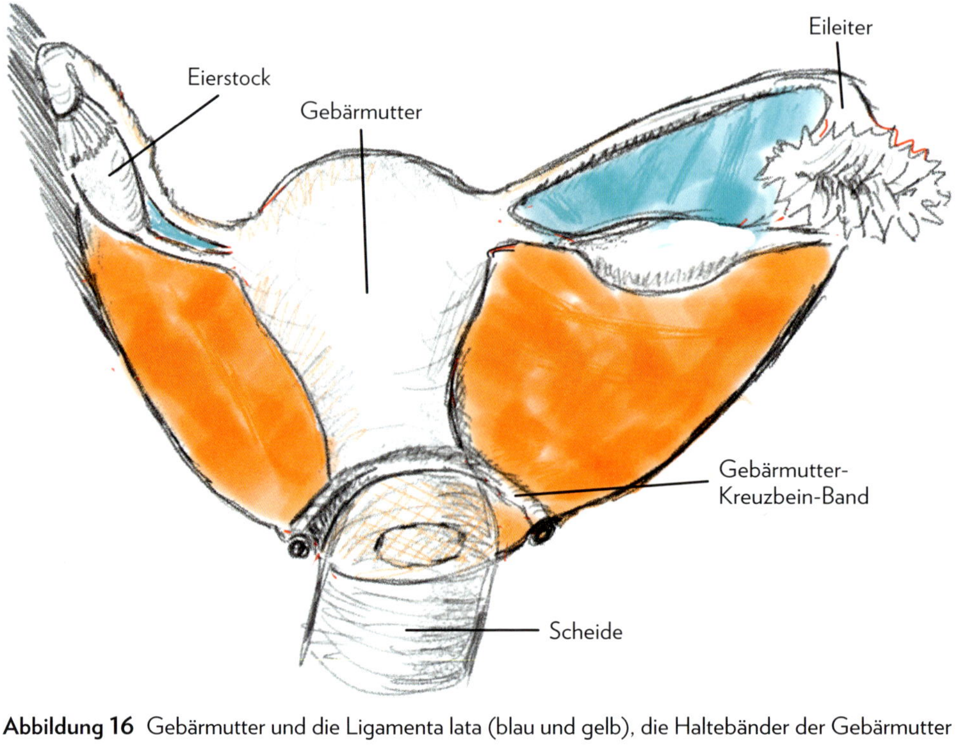

Abbildung 16 Gebärmutter und die Ligamenta lata (blau und gelb), die Haltebänder der Gebärmutter

Unsere Abbildung zeigt die etwa birnenförmige Gebärmutter in der Mitte der Skizze. Sie ist umhüllt von einer Bauchfellfalte aus derbem Bindegewebe. Die Bauchfelldoppelschicht, die sich seitlich zum kleinen Becken zieht, nennen wir die breiten Bänder beziehungsweise die breiten Haltebänder der Gebärmutter [15, 16]. „Breite Bänder" ist die wörtliche Übersetzung des lateinischen Fachbegriffs Ligamenta lata. Die Doppelschicht des Bauchfells, die die Gebärmutter wie Spanntücher umhüllt, definiert deren Position im kleinen Becken. Die breiten Bänder sind beidseits an der Innenseite des kleinen Beckens fixiert. Beide Eierstöcke und die Eileiter – der rechte umschließt auf unserer Abbildung das Ovar, der linke ist am Ende geöffnet dargestellt – liegen am oberen Rand des Ligamentum latum zum Bauchinnenraum hin. Unten auf der Abbildung sind der Gebärmutterhals mit dem Muttermund sowie das Ende des Scheidengewölbes dargestellt. Eine Mehrspannung in den breiten Gebärmutterbändern kann zu Durchblutungsstörungen in der Gebärmutter, den Ovarien und den Eileitern führen. Sie behindert das notwendige rhythmische Zusammenziehen der Gebärmutter bei der Periode. Je gespannter die Bänder sind, umso stärker müssen die Kontraktionen der Gebärmutter sein, um die abzustoßende oder schon gelöste Schleimhaut und das Menstruationsblut nach außen in die Scheide zu transportieren. Zu hohe Spannung wird auch außerhalb der Periode als unterschwelliges dumpfes Ziehen oder als unangenehmes Fremdkörpergefühl im Unterleib wahrgenommen. Bei den Kontraktionen der Periode macht sich die hohe Spannung schließlich als krampfartiger Schmerz bemerkbar. Weitere Faszien und Bänder verbinden die Gebärmutter und die Scheide mit dem Enddarm und der Blase (siehe Abbildung 18) [15, 16].

4.3 MENSTRUATIONS-SCHMERZEN – DIE DYSMENORRHOE

Worum geht es, wenn wir von Periodenbeschwerden sprechen? Wie definiert ein medizinisches Lexikon den aus dem Lateinischen übersetzten Fachbegriff für die schmerzhafte Periodenblutung „Dysmenorrhoe"?

Dysmenorrhoe – auch Dysmenorrhö geschrieben: Menstruation mit kolikartigen Unterleibsschmerzen eventuell schon vor Blutungsbeginn. Was im Lexikon unter dem lateinischen Wort Dysmenorrhoe (dys = fehl, falsch; meno = Periode; rhoe = Fluss) so kühl und sachlich beschrieben wird, kennen viele Mädchen und Frauen aus schmerzhaftem eigenen Erleben [14]. Zahlreiche Frauen leiden von der ersten bis zur letzten Periode unter deutlichen Periodenbeschwerden. Zu unterscheiden sind die primäre Dysmenorrhoe ohne erkennbare krankhafte Veränderungen, die oft seit oder sogar schon vor Beginn der ersten Periodenblutungen Beschwerden bereitet und die sekundäre Dysmenorrhoe. Diese tritt meist erst später im Leben auf und ist häufig

Zeichen einer organischen Belastung. Dazu zählen die Endometriose, Myome und Zysten oder Reizungen der Gebärmutterschleimhaut durch eine Spirale.

Sehr informative Übersichtsartikel, z. B. von Dr. med. Julia Bartley „Dysmenorrhö bei jungen Mädchen" oder „Regelschmerzen" bei Krank.de, finden Sie im Internet.

Wie bedeutsam ist dieses Beschwerdebild im täglichen Leben? Wie sieht es aus mit der Prävalenz, der Häufigkeit des Auftretens? Die Antworten führen zu weiteren neuen Fragen. Auffallend ist die breite Streuung der Häufigkeitsangaben. Patricia G. Oppelt von der Frauenklinik der Universität Erlangen spricht von 16-91 % der Frauen in Deutschland im reproduktivem Alter mit Dysmenorrhoe. 2-29 % aller menstruierender Frauen leiden unter schwerer Dysmenorrhoe. Das heißt, ihre Beschwerden sind so stark, dass sie ihren Alltags- und Berufsaufgaben nur eingeschränkt nachkommen können. Die Angaben zu den schweren Ausprägungen decken sich mit den Informationen u. a. der Techniker Krankenkasse, die festgestellt hat, dass ein Drittel der bei ihr versicherten Frauen schon arbeitsunfähig waren aufgrund ihrer heftigen Dysmenorrhö.

Die Ursachen der Dysmenorrhoe sind vielfältig. Wissenschaftlich scheint klar zu sein, dass hormonelle Faktoren auslösend für die Regelbeschwerden sind. Unter der Einwirkung von Hormonen wie den Prostaglandinen zieht sich die Gebärmutter kräftig rhythmisch zusammen. Die Schleimhaut auf der Innenseite der Gebärmutter wird dabei abgelöst und nach außen in Richtung Scheide transportiert [13]. Dieser notwendige körperliche Prozess der Schleimhauterneuerung und die damit verbundene vorübergehende Minderdurchblutung der Gebärmutter kann, muss aber nicht, zu starken Beschwerden führen. Für das Schmerzerleben scheinen weitere Faktoren eine große Rolle zu spielen. Bekannte Kofaktoren bei Regelschmerzen sind:

- allgemeiner Stress und hormonelles Ungleichgewicht anderer Hormonregulationen,
- Fehlspannung der breiten Gebärmutterhaltebänder,
- Fehlhaltungen, Verspannungen der Muskulatur des Rückens und der Leistenregion,
- latente Übersäuerung des Stoffwechsels, zu viel Zuckerkonsum,
- psychische Kränkungen und Ängste,
- Traumatisierungen,
- funktionelle Störungen des Enddarms und der Blase,
- funktionelle Belastungen der Wirbelsäule,
- Rauchen.

Da mit der Gabe einer Antibabypille auch bei jungen Mädchen meist rasch die Periodenschmerzen verschwinden, wird die Bedeutung der Psyche und des Selbsterlebens für die Intensität der Periodenschmerzen allzu rasch außer Acht gelassen. Auf diesem Gebiet besteht noch viel Klärungs- und Nachholbedarf. Junge Mädchen ohne Notwendigkeit in den hormonellen Zustand ähnlich einer Schwangerschaft zu versetzen, ist angesichts der möglichen Nebenwirkungen der Pille zumindest heikel. Neben den bekannten Nebenwirkungen, wie der Erhöhung der Thrombosegefahr, Gewichtszunahme, Lockerung der Bindegewebe, verändern sich bei vielen jungen Frauen die Stimmungslage und die Freude an der Sexualität.

Wie groß die Rolle des körperlichen und psychischen Selbsterlebens für die Ausprägung von Regelbeschwerden sein könnte, schildert Julia Bartley. „Die Menarche (das Eintreten der ersten Periodenblutung) markiert einen bedeutenden Reifungsschritt; diesen erleben dennoch nur wenige Mädchen positiv, was sicherlich auch Ausdruck einer soziokulturell immer noch negativen Perzeption ist. So wird die Menstruation in den großen monotheistischen Gesellschaften als „unrein" bewertet (3. Buch Moses) und Frau Werden geht in den meisten Kulturen nach wie vor mit einer Einbuße an Rechten einher. Die Menstruation trifft infolge verfrühten Beginns auf eine unreifere kindliche Psyche als noch vor 100 Jahren. In einer 2008 in Deutschland durchgeführten Umfrage konnten fast 80 % der Mädchen nicht erklären, warum sie bluten. Wiederum 70 % gaben an, dass Menstrualblut unrein sei. Diese Unwissenheit, so die Autoren dieser Umfrage, sei ein idealer Boden für negative Konditionierung" [3].

Die Veränderungen des eigenen Körpers und Befindens, die durch Schamgrenzen bedingte Heimlichkeit des Themas, Blutungen, die man sonst nur bei Verletzungen kennt und das Gefühl der Unreinheit können zu innerer Ablehnung und Angst vor der unaufhaltbaren Menstruationsblutung führen. Wir wissen, dass Stress und Angst die Schmerzwahrnehmung verstärken. Damit wird ein sich selbst verstärkender Teufelskreis losgetreten.

Leider gibt es – wie die von Julia Bartley zitierten Zahlen beweisen – immer noch viel zu wenig positive Sexualaufklärung. In der Schule werden die biologischen Fakten vermittelt. Wie Mädchen und Jungens lernen können, ihre eigene Sexualität positiv zu entfalten ist fast nie das Thema. Wie bei jeder anderen Fertigkeit müssen wir schrittweise lernen, wie ein für uns erfüllendes Sexualleben aussehen könnte. Den Ratgeber von Anne-Marie Henning „Make Love" [6], können wir an dieser Stelle wieder einmal wärmstens empfehlen. Ohne liebevolle Unbefangenheit dem eigenen Körper gegenüber und ohne die Bereitschaft, dessen positive Möglichkeiten zu erkunden, wird es schwer, der Periode ohne Ablehnung gegenüberzustehen. Das Schmerzerleben der Dysmenorrhoe und eine weiter reduzierte Lust an der Sexualität sind nicht selten die Folge.

Falls keine schweren körperlichen Veränderungen vorliegen, können wir mit ortho-bionomischen Techniken die funktionelle primäre Dysmenorrhoe meist erfolgreich behandeln. Das werden Sie verstehen, wenn Sie im Therapieteil die Behandlungsprinzipien der Ortho-Bionomy® kennenlernen [19, 29]. Die wertschätzende Behandlung und das Schulen der Wahrnehmung dessen, was mir guttut, führen unwillkürlich zu einem positiveren Verhältnis zum eigenen Körper.

4.4 WECHSELWIRKUNGEN MIT BENACHBARTEN ORGANEN

Muskulatur und Beckenring

Wenn wir uns vor Augen führen, wie die Ligamenta lata quer im Becken aufgespannt sind, wird verständlich, wie sich die Spannung seitlich auf die Haltestrukturen am Becken und an den Außenseiten der Oberschenkel überträgt [21, 31]. Alle Fehlhaltungen der Wirbelsäule und Verspannungen in der Rückenmuskulatur übertragen sich auf den Beckenring und verstärken dabei die Periodenschmerzen. Umgekehrt können die Kontraktionen der Gebärmutter Kreuz- und Rückenschmerzen auslösen [27].

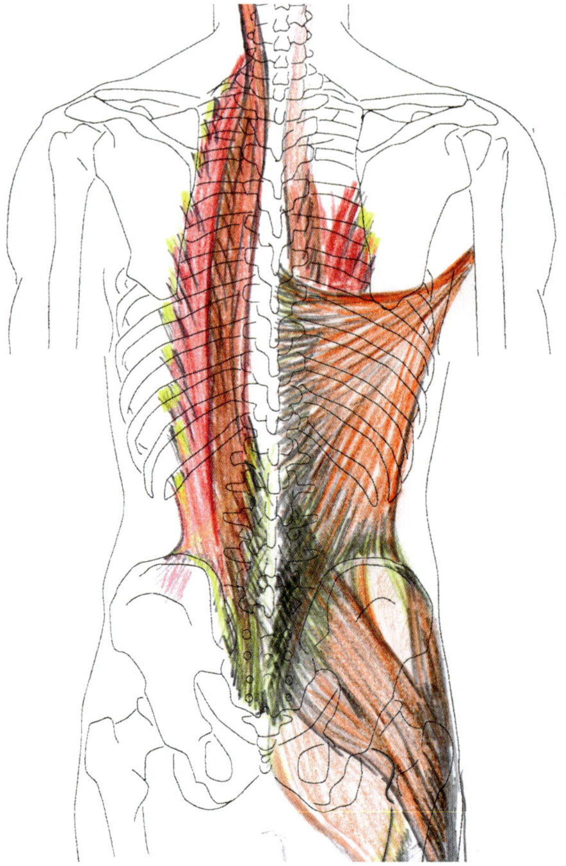

Abbildung 17 Kraftübertragung in der Lenden-Beckenregion

Darm und Blase

Von der Gebärmutter über die Scheide bestehen enge Faszienverbindungen zur Blase und zum Enddarm. Darum wirken die Spannungen in den Gebärmutterhaltebändern und die Aktivität oder der Füllungszustand der Blase und des Enddarms wechselseitig auf die Befindlichkeit der beteiligten Organe. Gleichzeitig können Nervengeflechte vor dem Kreuzbein dumpfe, tiefsitzende Kreuzschmerzen vermehren sowie schmerzhaften Harndrang und Enddarmkrämpfe auslösen. Schon einen Tag vor Einsetzen der Regel und während der ersten ein bis zwei Tage der Menstruation leiden Frauen deshalb neben den starken Unterleibsschmerzen häufig unter einer veränderten Verdauung (Durchfall oder Verstopfung) und einem unangenehm aufgeblähten Bauch, manchmal einhergehend mit Übelkeit, eventuell sogar Erbrechen.

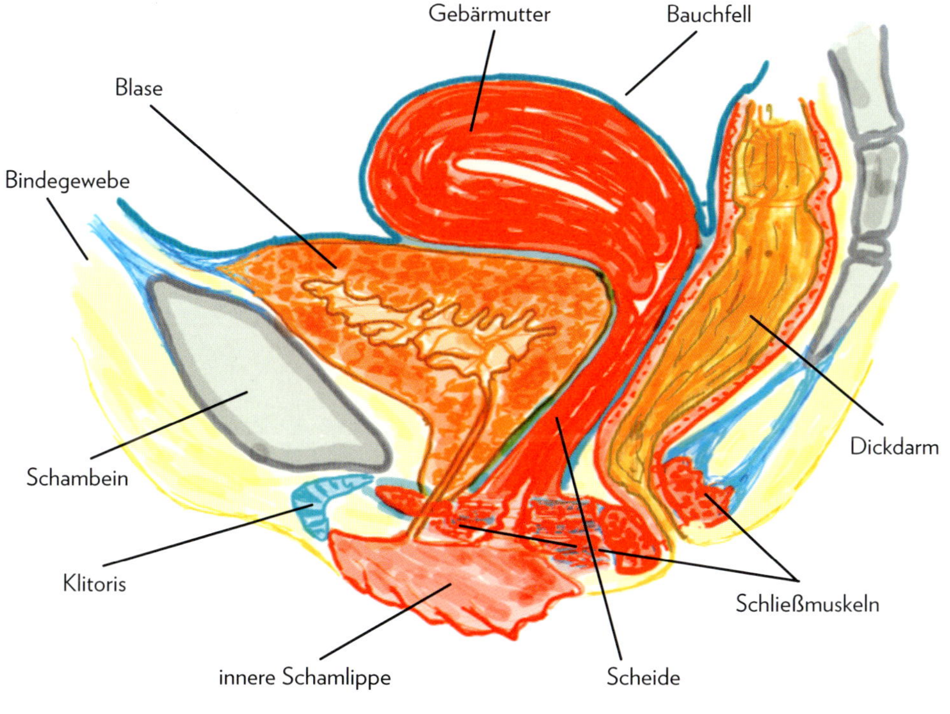

Abbildung 18 Die Lage der Gebärmutter im kleinen Becken. Der Enddarm liegt hinter, die Blase direkt vor der Gebärmutter.

Nervensystem und Hormone

Vor dem Kreuzbein liegen große vegetative Nervengeflechte, die die Durchblutung des Beckens steuern [15, 16]. Fehlspannungen der Nachbarorgane lösen auch hier einen Stress aus. Über Verbindungen dieses Nervengeflechts zum Zentralnervensystem können mit der Menstruation Kreislaufstörungen, Migräne und Übelkeit getriggert werden.

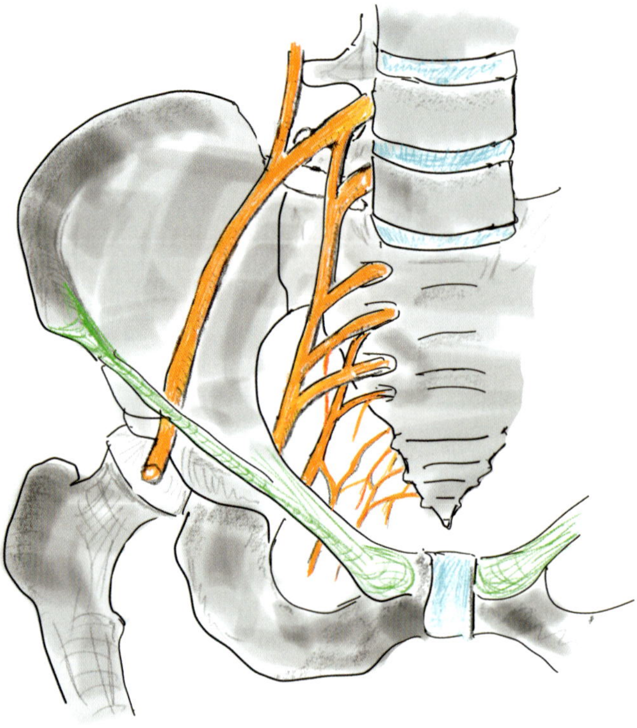

Abbildung 19 Das Nervengeflecht vor dem Kreuzbein

Unsere Abbildung zeigt die dicken Nervenstränge die an der Lendenwirbelsäule und am Kreuzbein austreten und wechselseitig verflochten sind. Ein Nervenbündel, der Ischiasnerv, verläuft hinter der Hüfte zum Bein. Ein anderer Strang zieht unter dem Leistenband vorne zum Oberschenkel und löst dort Schmerzausstrahlungen aus. Feine Fasern die von beiden Seiten hineinziehen verbinden sich zu vegetativen Nervengeflechten, die die Stoffwechselversorgung und Muskelaktivität der Organe des kleinen Beckens steuern.

Die Muskeln der Gebärmutter gehören wie die Muskeln der benachbarten Blase und des Enddarms zur glatten Muskulatur. Sie werden vom vegetativen Nervensystem gesteuert und können nicht wie die Skelettmuskulatur willkürlich angespannt werden.

Die wechselnden Spiegel unterschiedlicher Sexualhormone sorgen für den Aufbau und das Abstoßen der Gebärmutterschleimhaut, für den Eisprung und verändern die Durchblutung sowie die Festigkeit des Bindegewebes. Hormone wirken nicht nur lokal, sondern auch auf viele weitere Körperfunktionen. Sie beeinflussen die Libido und die Verdauung. Nicht selten treten vor der Periode deutliche Stimmungsschwankungen auf, eines der Symptome des PMS, des Prämenstruellen Syndroms (lat. für Vorperiodenstörung). Das PMS wird neben begleitenden körperlichen und psychischen Stressoren vorwiegend hormonell ausgelöst.

4.5 DER MUND- UND NASEN-RAUM UND DAS BECKEN

Seit langem schon kennen wir in der Medizin erstaunliche Wechselwirkungen zwischen dem Mund-Nasenraum und der Beckenregion, wenn auch die Wirkmechanismen noch nicht völlig klar sind. In früheren Jahrzehnten vor Erfindung des Schwangerschaftschnelltests waren es immer wieder HNO-Ärzte, die als Erste eine Schwangerschaft feststellten. Wenn Frauen mit einem „Schnupfen" zu ihnen kamen und sich bei der Untersuchung eine besondere Art der Verquellung der Schleimhaut der unteren Nasenmuschel zeigte, stellten sie die berechtigte Frage: „Kann es sein, dass Sie schwanger sind?". Sehr früh in der Embryonalentwicklung entsteht durch Einfaltung eine Art Mittelnaht am Körper, die offensichtlich schwer zu schließen ist. Entlang dieser Naht finden wir die meisten inkompletten Wachstumsschritte. Das reicht unter anderem von der Lippen-Kieferspalte über den Nabelbruch, die doppelt angelegte Gebärmutter bis zum offenen Rücken. Entlang dieser Linie gibt es viele Wechselwirkungen. Das mag einer der Gründe sein, warum die beiden Frontzähne reflektorisch (siehe S. 70 und S. 110) mit der Blasen- und Genitalzone in Wechselwirkung stehen.

Die Druckübertragung und Muskelkontrolle sind im Mund-, Brust- und Bauchraum eng aufeinander abgestimmt. In der Geburtsvorbereitung spielen Mundbewegungen und die Bildung von Tönen eine wichtige Rolle. Durch diese Übungen wird später der Geburtsvorgang unterstützt und erleichtert.

Daneben gibt es weitere Bezüge zwischen Krafteinwirkungen auf den Gehirn- und Gesichtsschädel und die Zähne mit den Harn- und Geschlechtsorganen. Auf einige werden wir im Kapitel Reflexzonen eingehen. Die Kieferorthopädie muss notwendigerweise eine Verformung des Schädels bewirken. Die dabei auftretenden Verformungs- und Verwindungskräfte können nur in der Wachstumsphase noch gut im Stammhirn integriert werden. Da der Mundraum auf der Großhirnrinde viel mehr Platz beansprucht als der gesamte Rumpf und die Nerven der Zähne eng mit der Stressregulation und der vegetativen Steuerung gekoppelt sind, ergeben sich weitere Zusammenhänge. Kieferorthopädie kann die allgemeine Schmerzempfindlichkeit und Schmerzwahrnehmung verändern und sogar die Hypophyse beeinflussen. Prinzipiell dürfen wir festhalten, dass kieferorthopädische Maßnahmen im jugendlichen Alter und Zahnersatz mit Brücken oder Prothesen große Wirkungen auf die Funktion der Unterleibsorgane haben können – zum Guten wie zum Schlechten.

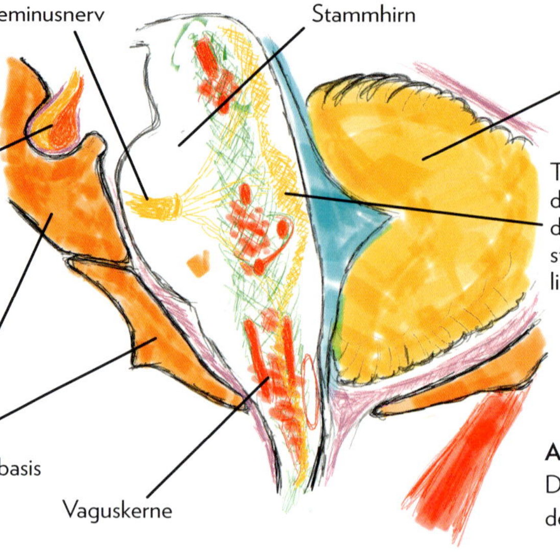

Abbildung 20
Das Stammhirn an der Schädelbasis

4.6 WAS SIND REFLEXZONEN?

Für die geordnete und regelrechte Funktion unseres Körpers brauchen wir die Abstimmung und Vernetzung der Köperoberfläche mit den Organen des Körperinneren, zum Beispiel der Haut über der Lendenregion mit dem Dickdarm. Die Funktionsabstimmung in diesen Wechselwirkungen erfolgt meist über das Nervensystem. Daran besonders beteiligte Strukturen an der Körperoberfläche bezeichnen wir als Reflexzonen im engeren Sinne. Dazu gehören die Haut-, Bindegewebs-, Knochenhautzonen und die meisten Chapman-Punkte. Andere Reflexzonensysteme wie Muskelpunkte nach Goodheart erklären sich über Funktionsketten. Eine dritte Gruppe, bei der sich der Körper als Ganzes in einem Körperteil wie den Füßen oder den Ohren widerspiegelt nennen wir Somatotopien.

4.7 REFLEXVERBINDUNGEN ÜBER DAS NERVENSYSTEM

Vom Gehirn aus zieht das Nervensystem über das Rückenmark in den ganzen Körper. Jeder Rückenmarksnerv versorgt gleichzeitig ein Stück Haut, Unterhaut, Muskulatur, Knochen und innere Organe. Darum sind die inneren Organe mit der Körperoberfläche intensiv vernetzt und beeinflussen sich gegenseitig.

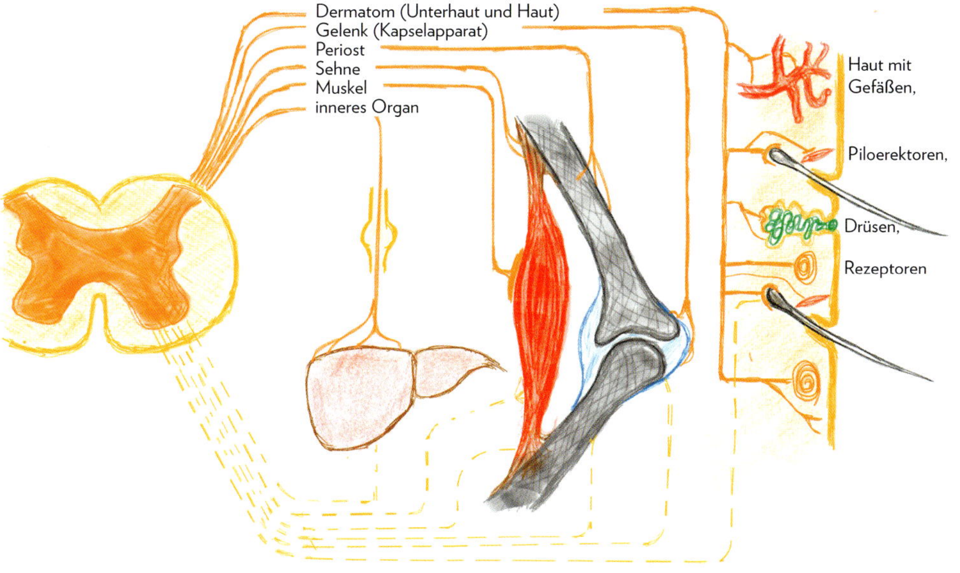

Abbildung 21 Die Vernetzung der Körperschichten über das Nervensystem

Bindegewebszonen nach Elisabeth Dicke

Über der Lendenwirbelsäule und dem Kreuz, dort, wo wir oft unsere Kreuzschmerzen spüren, liegen unter der Haut die Bindegewebszonen für den Darm und den Unterleib. Stoffwechselbelastungen, Krämpfe und Minderdurchblutung im Unterleib führen zu einer Schmerzausstrahlung in dieses Hautareal. Umgekehrt ergeben sich daraus Möglichkeiten der Einflussnahme von der Haut auf die Beckenorgane [17].

Viele Frauen leiden unabhängig von der Periode unter einem chronischen Kältegefühl am Unterbauch und in der Lenden-Kreuzregion, das auch in der warmen Jahreszeit nicht verschwindet. Ursache hierfür können die mangelhafte Durchblutung und Krämpfe der vernetzten inneren Organe sein. Die dementsprechend schlecht durchblutete Hautreflexzone wird deshalb immer als kalt empfunden und erwärmt sich selbst dann nicht, wenn ausreichend warme Kleidung getragen wird.

Umgekehrt führt eine Unterkühlung der Haut zu einer Minderdurchblutung in den Organen des Unterleibs und des kleinen Beckens. Daraus ergeben sich praktische Möglichkeiten Periodenschmerzen zu verringern oder ganz zu vermeiden. In den folgenden Abschnitten werden Sie Anregungen für die Selbstbehandlung erhalten, mit der Sie die Durchblutung in diesen Bindegewebsarealen verbessern können.

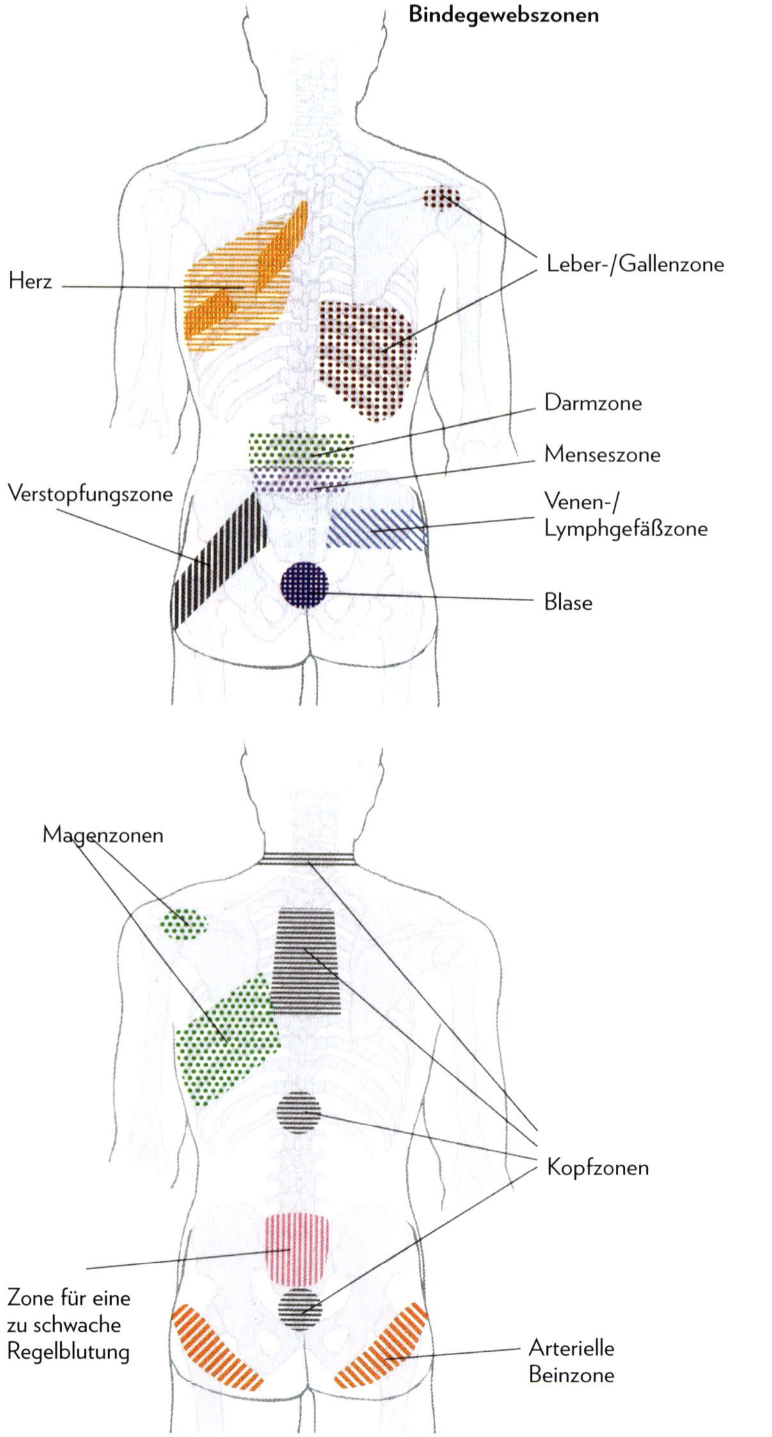

Abbildung 22 Bindegewebszonen: Die Menseszone liegt oberhalb des Kreuzbeins

4.8 CHAPMAN-REFLEX-ZONEN

Der Amerikaner Dr. Francis Chapman entdeckte unabhängig von den Bindegewebszonen, die in Deutschland gefunden wurden, sogenannte Reflexzonen, die er neurolymphatische Reflexpunkte nannte, weil sie auf die Lymphversorgung der inneren Organe wirken. Ihre Wirkung tritt so schnell ein, dass wohl eine direkte Verflechtung der Zonen und der Organe über Nervenbahnen besteht, wir also eine echte Reflexbeziehung haben.

Chapman entdeckte neben den Zonen für die Ligamenta lata, die großen Haltebänder der Gebärmutter, weitere Zonen für die Gebärmutter und die Scheide. In der Abbildung sehen Sie die Zonen, die für die Selbstbehandlung der Beckenorgane nützlich sind [21].

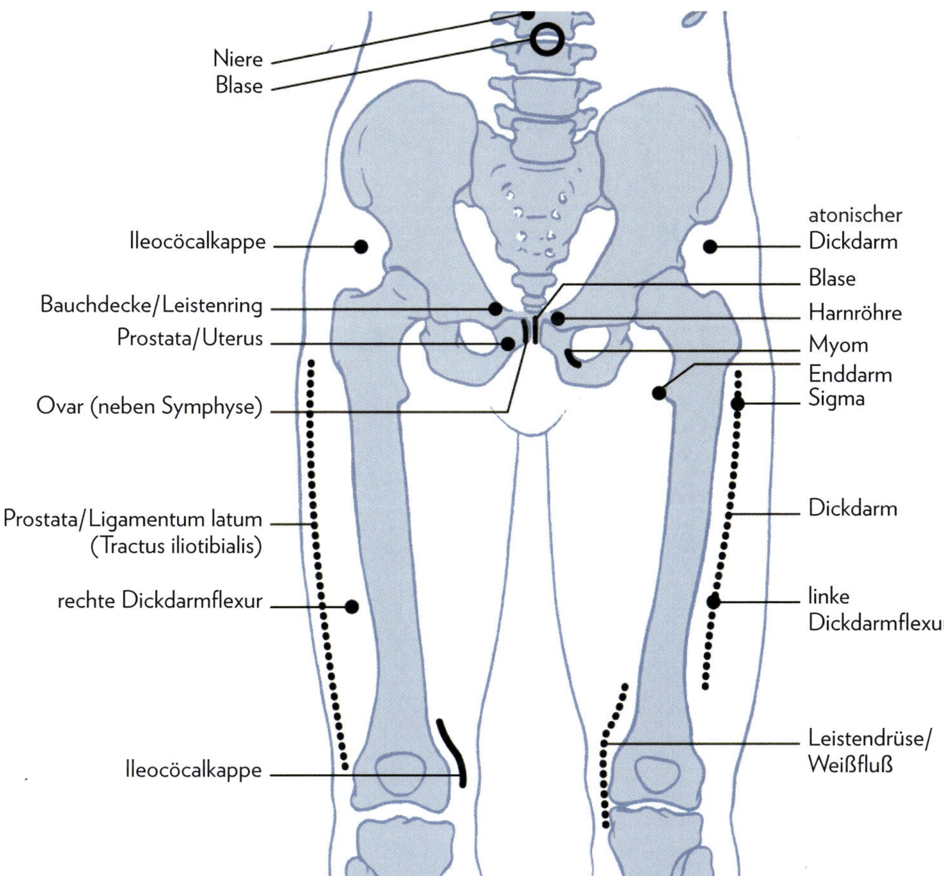

Abbildung 23 Chapman-Zonen der Beckenorgane an der Körpervorderseite

4.9 FUßREFLEXZONEN NACH HANNE MARQUARDT

Zu den Somatotopien gehören die Reflexzonen am Fuß nach Hanne Marquardt. Für Ihre Selbstbehandlung genügt es, da Sie in der Regel keine Fußreflextherapeutin sind, die schmerzhaften Punkte zu finden und nach den Regeln der Ortho-Bionomy® zu entlasten. Damit erreichen Sie alle beteiligten Organe im Unterbauch [11].

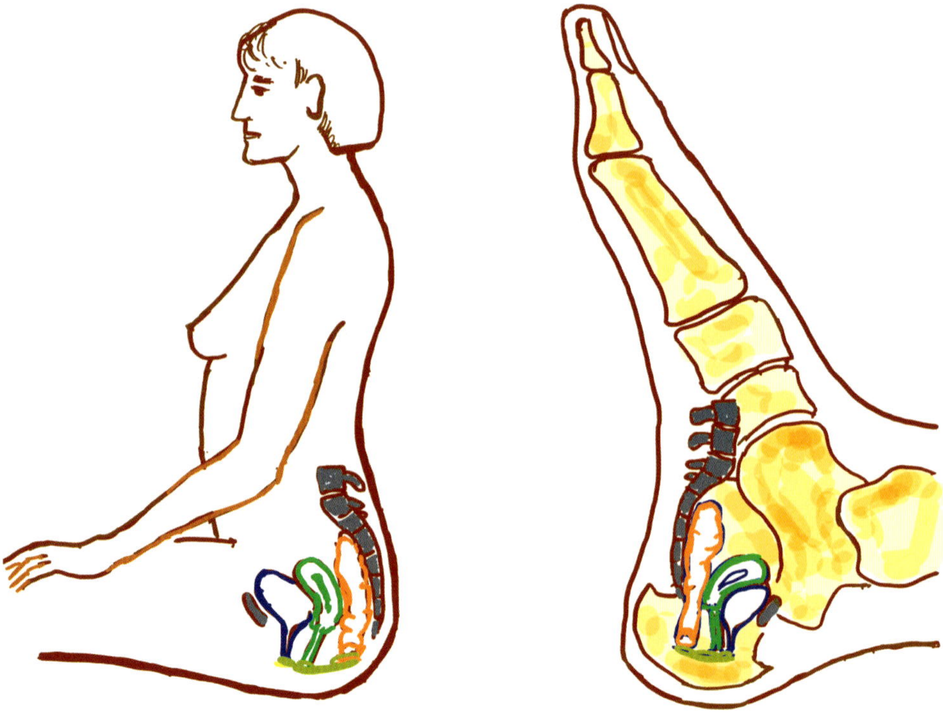

Abbildung 24 Formenähnlichkeit Mensch – Fuß nach Hanne Marquardt

4.10 ZAHNREFLEXZONEN

Eine weitere Somatotopie sind die Zahnreflexzonen. Die Abbildung finden Sie auf Seite 110. Besonders wichtig sind hier die Fuge zwischen den Oberkieferknochen und die ersten beiden Schneidezähne rechts und links im Ober- und Unterkiefer. Die Bedeutung der Zahnsomatotopien wurde unter anderen von Dr. Jochen Gleditsch, einem HNO-Arzt und Zahnarzt, herausgearbeitet. Hanne Marquardt beschreibt eine interessante Formenanalogie von Schambeinfuge und der Fuge zwischen den Oberkieferknochen. Auch wenn eine Formenanalogie keine wissenschaftliche Erklärung darstellt ergeben sich doch interessante Zusammenhänge. Mundbewegungen unterstützen die Geburt und die intravaginale Behandlung. Es gibt den „Schwangerschaft-Schnupfen". Die hohe Dichte der Chapman-Zonen auf und neben der Schambeinfuge entspricht den Wirkungszuordnungen der Schneidezähne bei den Zahnsomatotopien. Für die Bedeutung der Oberkieferfuge spricht auch unsere praktische Erfahrung, dass sich Retainer häufig sehr negativ auf das Wohlbefinden und die Gesundheit auswirken.

5 Behandlungstechniken

In den Kapiteln „Frau Werden", „Frau Sein" und „Frau Bleiben" konnten Sie mitverfolgen, wie für ganz unterschiedliche Beschwerden und Einschränkungen manche Techniken immer wieder neu Einsatz gefunden haben. Wir möchten diese Kapitel nicht durch lange, sich wiederholende Schilderungen der Techniken unterbrechen. Darum haben wir uns entschieden, die Behandlungs- und Selbstbehandlungstechniken in einer einzigen Gesamtübersicht vorzustellen. Für die meisten Techniken finden sich mehrere Indikationen in der Anwendung. Sie wirken prinzipiell wohltuend und eignen sich deshalb gut für die Behandlung, besser noch für die Vorbeugung von Beschwerden. Grundlegend für die Wirkung aller unserer Behandlungstechniken sind die Behandlungsprinzipien der Ortho-Bionomy®. Ein Arbeitsprinzip, das die anderen fast schon vorwegnimmt, kennen Sie bereits. Es ist das „Prinzessinnenprinzip", das sich von Andersens Märchen „Prinzessin auf der Erbse" ableitet. Als Behandelte dürfen Sie so achtsam und anspruchsvoll sein wie eine Prinzessin, die nicht im Geringsten gewillt ist, sich weh tun zu lassen.

5.1 ORTHO-BIONOMY®

Dass die innere Haltung während einer Therapie und die Beachtung von Behandlungsprinzipien so wichtig ist, wird für viele ein ganz neuer Gedanke sein. Es geht darum, erlebbar zu machen, dass wir nicht am Menschen arbeiten, sondern mit ihm neue Wege suchen. Frauen mit Schmerzen und Beschwerden sind vielleicht mehr in Ordnung als wir es auf den ersten Blick vermuten. Die Konzentration auf das Nicht-Funktionieren führt leicht zu einem Gefühl des Defizits und der Selbstentwertung. Man muss doch funktionieren – dauernd und in allen Lebenslagen. Signale unseres Körpers, die wir Symptome nennen, müssen wir immer als Alarmzeichen ernst nehmen. Sie fordern uns auf, etwas zu ändern, neue, bessere Wege der Problemlösung zu suchen. Diese Tatsache wird oft vergessen. Um diese Überlegung verständlicher zu machen, möchten wir Ihnen die Ortho-Bionomy® und die ihr zugrundeliegenden Ideen etwas ausführlicher vorstellen. Die Ortho-Bionomy® ist eine den ganzen Menschen umfassende Therapiemethode. Sie wurde ab 1974 weiterentwickelt auf der Grundlage der Osteopathie und der Physiotherapie. Aus dem Griechischen übersetzt bedeutet Ortho-Bionomy® in etwa „entsprechend den Gesetzen des Lebens".

Therapeutisch kann Ortho-Bionomy® bei ganz unterschiedlichen Schmerzzuständen und Funktionsstörungen eingesetzt werden. Ausschlaggebend sind „die Regeln des Lebens". In der medizinischen Tradition und aus Sicht der aktuellen Forschung gilt unverändert ein Satz der für die Ortho-Bionomy® ganz zentral ist. Die körperlichen und körperlich-seelischen Veränderungen unter denen Sie gerade leiden, kann niemand primär als Krankheit definieren. Symptome sind vielleicht das Zeichen einer Krankheit aber keinesfalls die Krankheit selbst. Wenn Sie Fieber haben ist das Fieber ein Versuch Ihres Körpers die Krankheit zu bekämpfen und ist nicht selbst eine Krankheit. Was das Fieber auslöst, ist eine ganz andere Frage.

Der menschliche Körper braucht in jedem Augenblick des Lebens auf vielen Ebenen eine gelungene Selbstregulation. So erhält er seine Funktionsfähigkeit und sein Wohlbefinden. Symptome sind körperliche Reaktionen, die uns unangenehm auffallen und einschränken. Sie zeigen eine Belastung, die nicht mehr ausgeglichen werden kann oder weisen auf einen Verwirrungszustand der Selbstorganisation hin, der irgendwie kompensiert werden muss. Wenn mir meine Muskeln infolge einer Überlastung weh tun schone ich sie für eine Weile. Auf diese Weise sorgt mein Körper mit dem Symptom Schmerz für meine Gesundheit. Symptome, also das, was wir als Beschwerden erleben, sind deswegen zuallererst keine Krankheitszeichen, sondern zeigen uns, dass der betreffende Mensch im Moment versucht, sich so gut wie möglich zu organisieren.

Nehmen wir noch einmal den Schmerz. Wir können ihn als Warnzeichen für eine Schädigung, eine Überlastung, ein Schonungsbedürfnis verstehen und als Hinweis für einen Änderungsbedarf. Periodenschmerzen fordern uns heraus, unsere Lebensweise und unsere Situation genauer zu betrachten: Achte ich auf meinen Wärmehaushalt und meine Verdauung? Gab es Eingriffe in meinen Körper, die ich nicht gut vertrage, wie zum Beispiel eine Zahnspange, eine Operation, ein Piercing? Wie sieht es aus mit dem Alltagsstress? Erst wenn die körperlichen Zusammenhänge überprüft und geklärt worden sind, werden wir zusätzlich die möglichen psychischen Auslösefaktoren betrachten. Hier lautet die Frage: Kann es sein, dass mich frühere Erlebnisse, wie meine eigene Geburt, eine Operation, eine Entbindung, mehr traumatisiert haben als ich gedacht hätte oder kann es sein, dass in der Gestaltung meiner Beziehung dringend Veränderungen anstehen?

Selbst wenn es solche Ereignisse und Situationen in meinem Leben geben sollte, müssen sie keineswegs und schon gar nicht der einzige Auslöser der jetzigen Beschwerden sein. Seit 4000 Jahren, vom alten Ägypten über die griechische und römische Antike bis heute, gingen die meist männlichen Ärzte (Frauen haben diesen Beruf erst später ergriffen) davon aus, dass die Frauen, deren Beschwerden sie nicht nachvollziehen konnten, wohl psychische Belastungen haben müssten. Heute noch bekommen Männer mehr organbezogene Medikamente und Frauen schneller Psychopharmaka verordnet. Das im medizinischen Denken immer noch verbreitete Stichwort ist die Hysterie, auch wenn es gerne höflich umschrieben wird. Hysterie bedeutet im Wortsinn eine mit der Gebärmutter in direktem Zusammenhang stehende Krankheit. Man hat ja schließlich mit den bildgebenden Verfahren nichts gefunden. Dann muss die Psyche doch die Ursache sein. Diese Vermutung ist wissenschaftstheoretisch etwa so schlüssig wie die Behauptung, dass, wenn der Gegenstand, den man auf einem Acker stehen sieht, nachweislich kein Mäusebussard ist, es sich nur um ein Bobby Car handeln könne. Dieser gedankliche Unfug ist immer noch weiter verbreitet als uns lieb ist. Die funktionellen Untersuchungsgänge und Behandlungsmethoden, die wir Ihnen vorstellen, beruhen auf der wissenschaftlichen Physiologie und funktionellen Anatomie.

In der Ortho-Bionomy® geht es um uns Menschen als ein Ganzes, um unsere untrennbare Einheit aus Körper, Geist und Seele. Die Behandlungsprinzipien und Techniken der Ortho-Bionomy® helfen den Menschen, sich selbst besser wahrzunehmen und zu verstehen. Dann fällt es ihnen leichter, ihre eigenen Wege aus dem Schmerz heraus zu finden.

5.2 BEHANDLUNGSREGELN FÜR ALLE SELBSTBEHANDLUNGSTECHNIKEN

1. Kein Griff bzw. keine Lagerung darf unangenehm sein oder Schmerz auslösen

Wenn uns unser Körper Schmerzen bereitet und wir unter Schmerzstress leiden, macht es keinen Sinn, die Stressbelastung zu erhöhen, indem wir uns durch die Behandlung noch mehr Schmerzen zufügen. Für die körperliche Erholung brauchen wir die Entspannung, die es dem vegetativen Nervensystem erlaubt, die Regeneration der Gewebe zu starten. Techniken, wie das Schröpfen oder die Behandlung der Chapman-Zonen, dürfen intensiv wahrgenommen werden. Hier spricht man dann von einem „Wohl-Weh". Die Intensität sollte sich produktiv und interessant anfühlen, darf aber keineswegs Ausweich- und Abwehrreaktionen auslösen.

2. Finden Sie für sich eine angenehme Lage oder Bewegung

Schmerz und Unbehagen sind ein Ausdruck dafür, dass unser Körper etwas verändert haben möchte. Durch das Erleben von angenehmen Berührungen, Körperhaltungen, Lagerungen oder Bewegungen, können wir neue oder vergessene Lösungsmöglichkeiten (wieder) entdecken. Dabei kann unser Körper sich entspannen und unsere Beschwerden lassen nach.

3. Gehen Sie mit dem Körper und betonen Sie das vorgefundene Körpermuster

Eine Ver- oder Anspannung zeigt an, dass sich das betroffene Gewebe zusammenziehen will, wie zum Beispiel die beiden Enden eines Muskels. Wir unterstützen unseren Körper, indem wir diesem Muster folgen, es übertreiben. Das Überzeichnen macht uns unsere aktuelle Selbstorganisation erfahrbar. Der Körper bekommt eine Pause im Stresserleben und kann die Situation entspannt überprüfen. Der Körper wird angeregt, sich anders zu regulieren.

4. Respektieren Sie Ihre eigenen Wahrnehmungen und Reaktionen

Wenn in uns durch die Selbstbehandlung das Gefühl ausgelöst wird, dass uns eine Selbstbehandlungstechnik „reicht" oder zu viel wird, müssen wir unserer Wahrnehmung vertrauen und beenden diese Übung oder die ganze Sequenz konsequent. Keinesfalls dürfen wir nach dem bekannten Motto „bös muss bös vertreiben" die Signale unseres Körpers ignorieren und weitermachen.

5. Tun Sie wenig, lassen Sie viel geschehen

Oft sind einige wenige klare Informationen für uns leichter und anregender zu verarbeiten als eine Vielzahl von Reizen und Anregungen. Unser Körper braucht ausreichend Zeit, um Reize sinnvoll zu verarbeiten. Niemand wird schließlich ernsthaft versuchen, alle Tanzschritte mehrerer Tänze an einem Abend zu erlernen. Viel hilft eben nicht viel, wenn es nicht verarbeitet werden kann. Je geschwächter und strapazierter Sie sich fühlen, umso zarter und schonender gehen Sie bitte mit sich um.

6. Der Behandlungsweg und das Behandlungsergebnis werden nicht vordefiniert

Wir müssen uns von der Idee verabschieden, es gäbe einige definierte Punkte, die es zu drücken gilt und die dann das Problem beseitigen. Vielmehr werden wir genau beobachten und nur jene körperlichen Zonen, die schmerzempfindlich sind, in die Behandlung einbeziehen. Eine heftig stimulierende Massage unempfindlicher, gesunder Reflexpunkte kann zu einer Beschwerdezunahme führen.

7. Es soll Ihnen während der Selbstbehandlung körperlich und psychisch möglichst gut gehen

Wir wollen gestresstes Gewebe entlasten und geben durch den Kontakt mit dem betroffenen Gebiet einen Impuls zur Überprüfung und Optimierung unserer Selbstregulation. Stressabbau wird leichter, wenn es uns gelingt, die Selbstbehandlung in einem guten Behandlungssetting und in einer bequemen, unangestrengten Körperhaltung durchzuführen. Dann verstärkt der Stressabbau in der Selbstbehandlung die positive Stimulation der Selbstorganisation. Viele Beschwerden verschwinden dadurch rasch und anhaltend.

Nachdem Sie die Behandlungsgrundlagen kennengelernt haben, wird es Zeit, Sie in die Behandlungstechniken einzuführen [29].

5.3 NEUROLYMPHATISCHE REFLEXZONEN

Die neurolymphatischen Reflexzonen für die inneren Organe nach Chapman (siehe oben) gehören zu den am häufigsten verwendeten und besonders erfolgreichen Selbstbehandlungstechniken, wenn es um Beschwerden des Unterleibs geht.

Behandlungshinweise für die Entlastung der neurolymphatischen Reflexzonen

Für die Behandlung der neurolymphatischen Reflexzonen müssen einige Regeln berücksichtigt werden. Hält man sich an diese, dann ist die Behandlung schonend und effektiv:

- Behandelt werden nur aktive, das heißt druckempfindliche Punkte.
- Die Behandlung erfolgt beruhigend und reizlindernd. Wir bauen den Punkten immer ein „Nest“ durch Annäherung des umgebenden Gewebes.

- Jeder einzelne Punkt wird maximal 20 Sekunden lang behandelt.
- Zur Vorbeugung erfolgt eine Behandlung ein Mal täglich. Im akuten Fall kann man dies auch mehrfach am Tag wiederholen.
- Starke Abweichungen von der Behandlungsdauer und Intensität sollten den ausgebildeten und erfahrenen Therapeutinnen vorbehalten bleiben.
- Nach jeder Behandlung müssen Sie viel Wasser oder stark verdünnten Kräutertee trinken, um unangenehmen Begleitreaktionen vorzubeugen. Reflexmassagen führen immer dazu, dass Schlacken aus dem Gewebe freigesetzt werden, deren Abtransport und Verarbeitung ausreichend Flüssigkeit benötigt. Kaffee, Schwarz- und Grüntee oder Cola (alle harntreibenden Getränke) sind als alleinige Getränke absolut kontraindiziert.
- Behandelt wird nicht am Abend, sondern am Vormittag und Nachmittag. Nach 18 Uhr würden wir von einer Behandlung abraten, da dann nicht mehr genug getrunken werden kann. Außerdem ist der Körper am Vormittag reaktionsbereiter.

Zwei Reflexzonen für die Haltebänder der Gebärmutter

Wir stellen Ihnen jetzt zwei Reflexzonen für die Haltebänder der Gebärmutter vor. Diese Reflexzonen können uns helfen, die Spannung in der Gebärmutter und ihren Haltebändern besser zu regulieren.

1. Die seitliche Oberschenkelzone

Diese lang gestreckte Reflexzone liegt auf einer derben Bindegewebsplatte, die sich direkt seitlich unter der Hosennaht vom großen Oberschenkelrollhügel (Trochanter major) bis ungefähr drei Querfinger oberhalb des Kniegelenksspaltes erstreckt. In der Fachsprache nennt man diese Struktur den Tractus iliotibialis. Es handelt sich dabei um eine Sehnenplatte, die als Ansatz für einige Muskeln dient, die am Beckenkamm entspringen.

An dieser Sehne setzt auf Hüfthöhe insbesondere ein Spannmuskel an, der M. tensor fasciae latae, der an seinem anderen Ende an der Beckenschaufel verankert ist. Dieser Muskel ist bedeutsam für die Statik der Hüfte, des Beckens und für die Spannungsverhältnisse im kleinen Becken. Deshalb kann er an der Entstehung von Periodenschmerzen beteiligt sein.

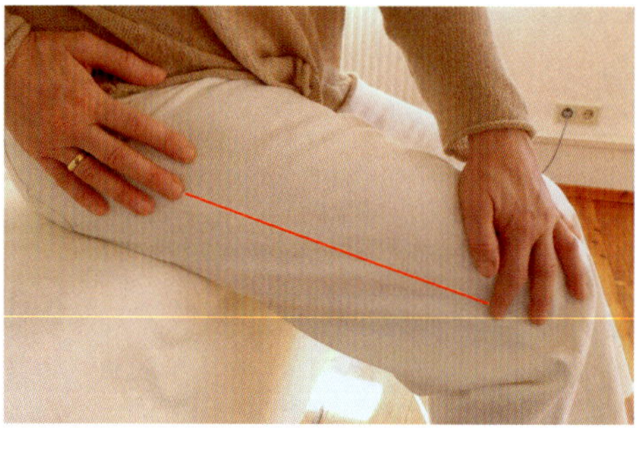

Abbildung 25 Zone der breiten Gebärmutterhaltebänder seitlich am Oberschenkel vom grossen Rollhügel bis zum Knie

2. Der vordere Punkt am Schambein für den Uterus und die Eierstöcke

Auf dem Schambein direkt neben der Schambeinfuge liegt eine Zone für Gebärmutter/Uterus und Eierstock (siehe Abbildung Chapman-Punkte im Beckenbereich). Auch diese Zone wirkt lindernd bei Regelbeschwerden.

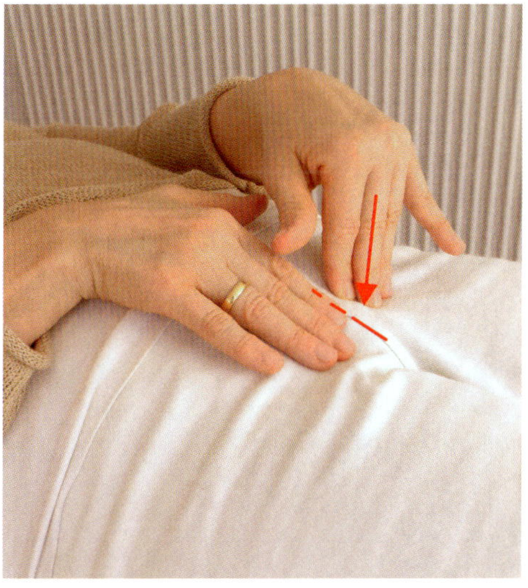

Abbildung 26 Chapman-Zone für die Gebärmutter und das Ovar am Schambein. Der rechte Zeigefinger liegt auf der Schambeinfuge (Strich), der linke Mittelfinger zeigt die Zone (Pfeil)

3. Der Chapman-Punkt am Rücken

Der hintere Punkt für die Haltebänder der Gebärmutter liegt zwischen dem Innenrand des Beckenkammes und dem Dornfortsatz des fünften Lendenwirbels. Als Orientierungshilfe kann man das kleine Grübchen am Rücken nehmen, welches sich oft deutlich abzeichnet. Etwa einen Fingerbreit innerhalb und oberhalb der Grübchenmitte finden Sie den empfindlichen Reflexpunkt.

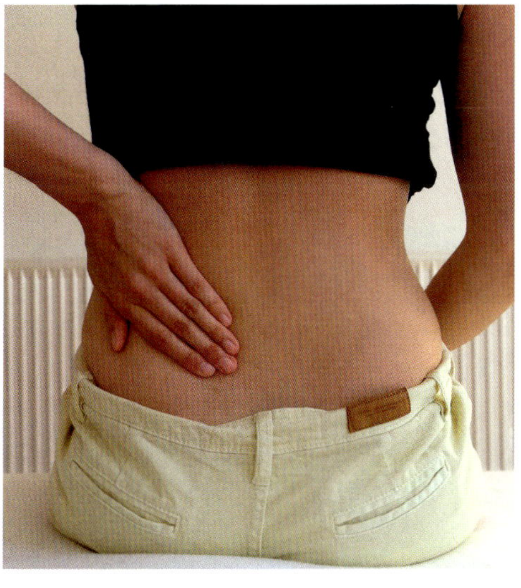

Abbildung 27 Lage des Reflexpunktes der Gebärmutter-Haltebänder am Rücken

Die Entlastung der Chapman-Zonen am Oberschenkel

Setzen Sie sich bequem auf einen Stuhl und stellen Sie die Beine parallel zueinander. Tasten Sie zunächst die Reflexzone nach verquollenen und/oder druckempfindlichen Stellen ab. Die Behandlungspunkte finden Sie, indem Sie mit einem langsamen, kräftigen Strich mit dem Mittelfinger oder Daumen gleichmäßig und mit deutlichem Druck über die Zone streichen. Überall dort, wo Sie schmerzhafte Verquellungen bemerken, ist eine Behandlung notwendig. Behandelt werden alle auffälligen Punkte.

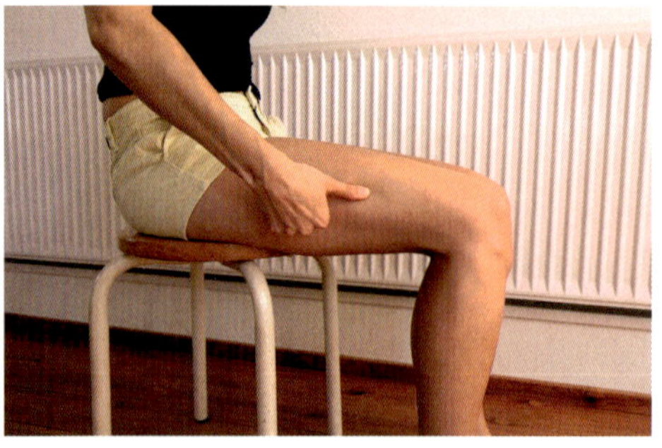

Abbildung 28 Ertasten der Ligamentum latum – Zone seitlich am Oberschenkel

Manuelle Behandlung der seitlichen Oberschenkelzone der Gebärmutter-Haltebänder

Das Behandlungsprinzip ist einfach: Mit der Entlastung des Schmerzpunktes wird sich das innere Organ reflektorisch ebenfalls entspannen. Wir erreichen das am einfachsten, indem wir den Reflexpunkten „ein Nest bauen" und das Gewebe dabei vor Ort so gut wie möglich entlasten. Dies geschieht in mehreren Schritten.

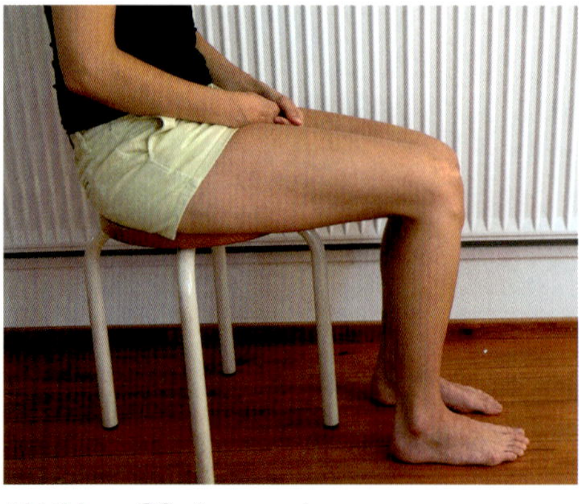

Abbildung 29 Ausgangslage

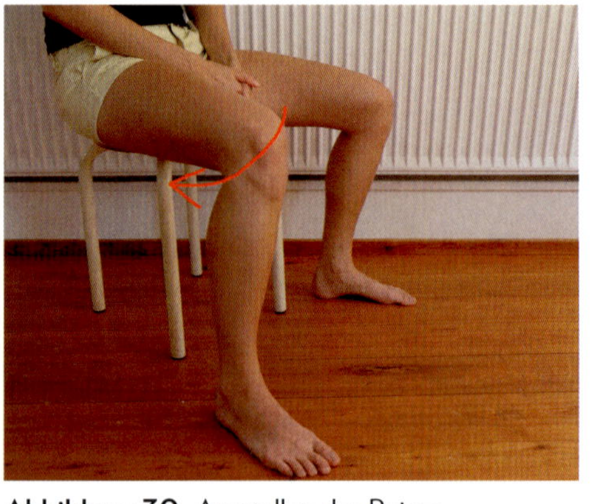

Abbildung 30 Ausstellen des Beines

Als ersten Entlastungsschritt spreizen Sie das Bein der betroffenen Seite etwas ab. Dadurch verkürzt sich der Weg vom Knie zum Beckenkamm. Alle Gewebe auf dieser Strecke werden damit schon leicht entspannt.

Jetzt bewegen Sie das Weichteilgewebe, das den schmerzhaften Reflexpunkt umgibt, in die Richtung zum Punkt hin. Das Gewebe wird dadurch entspannt und dem Punkt ein „Nest“, d. h. eine kleine Kuhle, gebaut. Die Druckempfindlichkeit des Punktes soll sich vermindern oder – noch besser – ganz verschwinden. Wie in den folgenden Bildbeispielen zu sehen ist, kann man die Entlastung mit einer Hand oder mit beiden Händen erreichen.

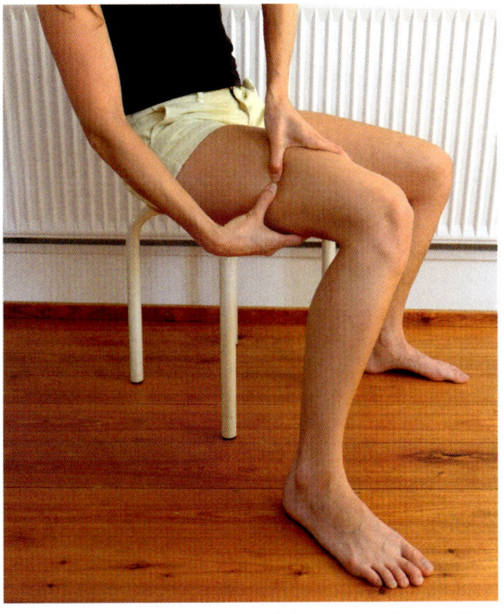

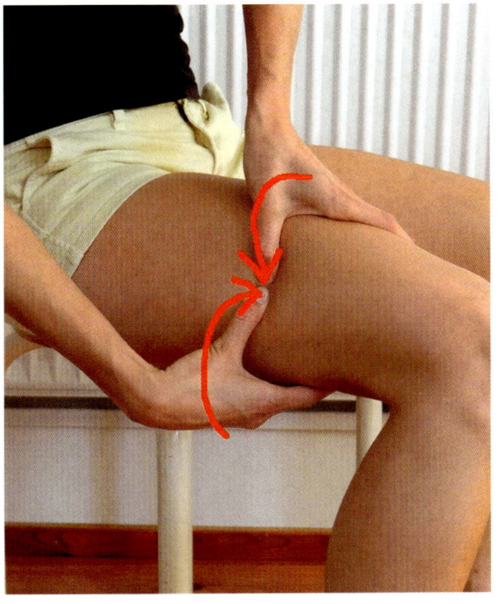

Abbildung 31.1./2. Dem Schmerzpunkt mit Daumen und Fingern ein Nest bauen

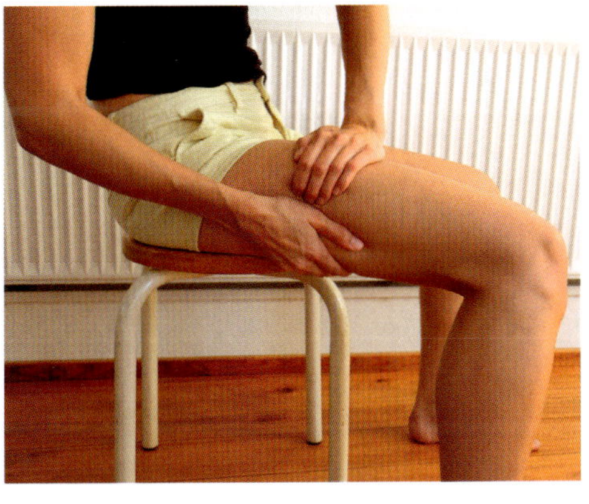

Abbildung 31.3. Dem Schmerzpunkt mit den Händen ein Nest bauen

Wenn der örtliche Schmerz nicht zu heftig ist und rasch nachlässt, können Sie den Punkt langsam in vorsichtig kreisenden Bewegungen mit den Fingerbeeren massieren. Die Behandlung aller Punkte auf beiden Seiten sollte zusammen nicht länger als drei bis fünf Minuten in Anspruch nehmen.

Anschließend müssen Sie, wie erwähnt, unbedingt viel Wasser oder dünnen Tee trinken, um die Entgiftungsfunktionen Ihres Körpers zu unterstützen. Zugleich beugen Sie damit unangenehmen Stoffwechselreaktionen vor, zum Beispiel einem Gefühl von Zerschlagenheit oder Kreislaufstörungen.

Hinweis

Diese Behandlung hilft oft selbst in akuten Fällen. Weil die Spannung in der Gebärmutter nachlässt, kann sich die Blutung deutlich verstärken.

Intervallbehandlung mit dem Schröpfkopf oder Massageroller

Leiden Sie schon lange unter Regelbeschwerden? Dann empfehlen wir regelmäßig ein Mal täglich eine Selbstbehandlung vorzunehmen und zwar spätestens ab der Zyklusmitte. Sie können wie oben beschrieben vorgehen oder eine sanfte bis deutliche Stimulation der Reflexzonen mit Hilfe eines Massagerollers oder eines Schröpfkopfes vornehmen. Die Behandlung mit dem Massageroller ist sehr schonend und sollte vor allem dann genutzt werden, wenn die Zonen über einen längeren Zeitraum sehr druckempfindlich bleiben.

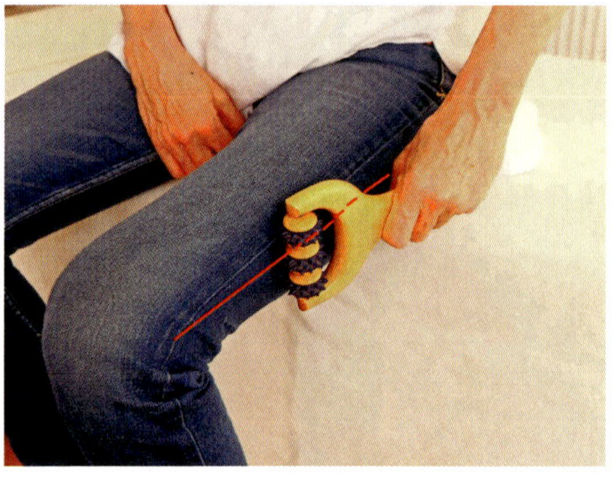

Abbildung 32 Selbstbehandlung der Zone der Gebärmutter-Haltebänder mit dem Massageroller

Deutlich kräftiger ist die Wirkung der Unterdruckmassage mit einem Schröpfkopf, die wir im Kapitel Schröpfen vorstellen.

Ergänzungsbehandlung der Dickdarmzone

Viele Frauen leiden an den ersten Tagen der Menstruation unter Verstopfung. Deshalb lohnt sich die Mitbehandlung der Reflexzonen für den Dickdarm. Eine gute Verdauungsfunktion entlastet zusätzlich den Unterleib,

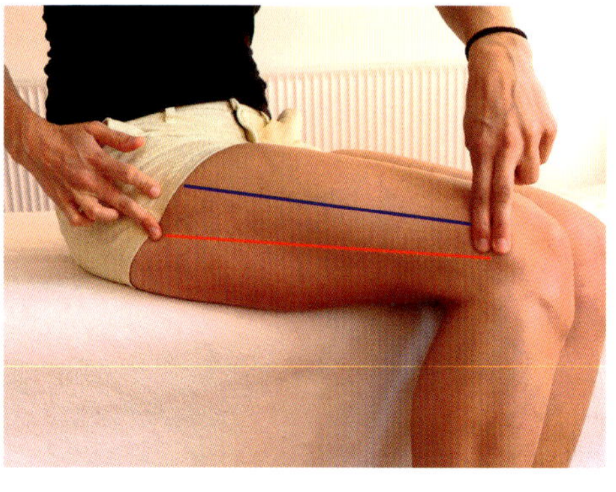

Abbildung 33 Nachbarzonen Dickdarm (Blaue Linie) und Haltebänder der Gebärmutter (Rote Linie)

Sie finden die Dickdarmzone zwischen der gedachten Bügelfalte einer Hose und der Reflexzone für die Haltebänder der Gebärmutter. Für die Dickdarmzone raten wir Ihnen, die Zone auf der linken Seite beginnend, stets an beiden Oberschenkeln zu behandeln. Dadurch wird der gesamte Dickdarm als Einheit stimuliert. Sie können wieder zunächst den gesamten Bereich abtasten und einzelne besonders schmerzhafte Punkte mit dem „Nestbau" behandeln.

Behandlung des Chapman-Punktes der Gebärmutter am Schambein

Für die Selbstbehandlung ertasten Sie in Rückenlage die empfindliche Reflexzone. Legen Sie sich jetzt auf die Seite, auf der sich die empfindliche Reflexzone befindet. Das Bein der Auflageseite kann im Knie ganz leicht angewinkelt sein. Während die Tasthand den Kontakt mit dem Schmerzpunkt hält, lassen Sie das obenliegende Bein langsam nach unten sinken. Auf einem Sofa können Sie das Knie über die Sofakante herunterhängen lassen. Durch den Zug des Beines an der gegenüberliegenden Beckenhälfte wird der Punkt durch die Entspannung der Gewebe an der Schambeinfuge entlastet und die Druckempfindlichkeit lässt nach. Entspannen Sie sich noch einige Atemzüge lang in dieser Position.

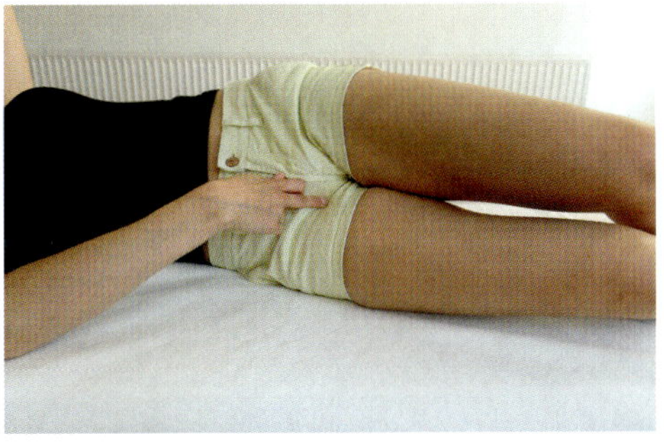

Abbildung 34 Gebärmutterzone neben der Schambeinfuge

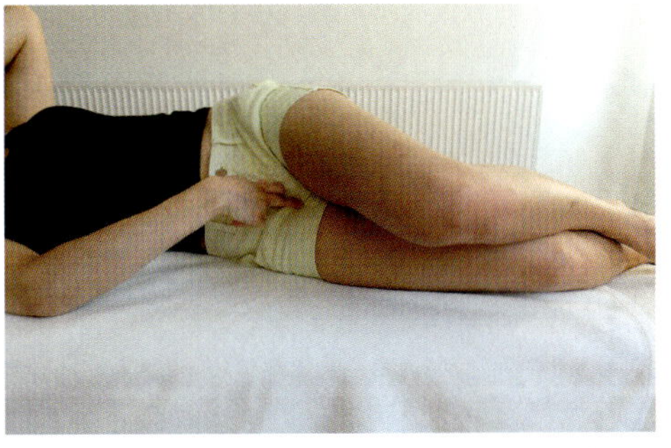

Abbildung 35 Gebärmutterzone: das obenliegende Knie nach vorne bringen

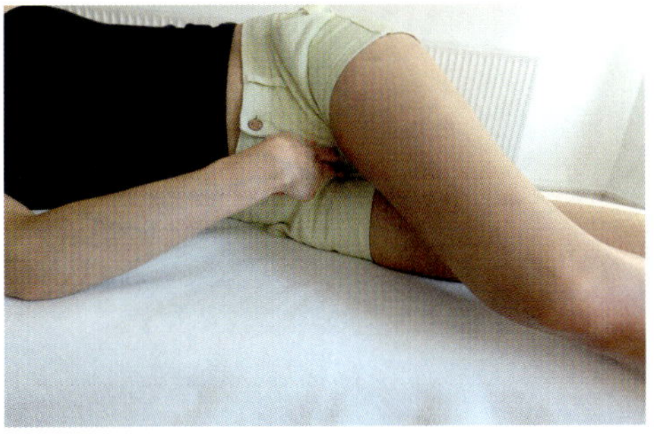

Abbildung 36 Gebärmutterzone: das Knie absinken lassen, bis sich der Punkt entspannt. Mit dieser Technik lässt sich auch ein Punkt auf der gleichseitige Schambeinregion behandeln

Behandlung des Chapman-Punktes der Gebärmutter-Haltebänder am Rücken

Neben einer lokalen Wärmebehandlung und der Entspannung durch Auflegen der Hände (siehe Friedensgriff) bleibt als dritte Möglichkeit die weiche Mobilisation der Chapman-Zone am Rücken. Dafür verschieben wir die Zone unter unseren Tastfingern in vier verschiedene Richtungen – nach oben, unten, rechts und links. Die angenehmste Verschieberichtung wird wie immer unsere Behandlungsrichtung. Wir halten die Haut einige Atemzüge in dieser Position, gehen in die Ausgangslage zurück und prüfen, ob sich etwas verändert hat. Manchmal ist beim zweiten Mal im Vergleich zur ersten Mobilisation eine neue Richtung angenehmer.

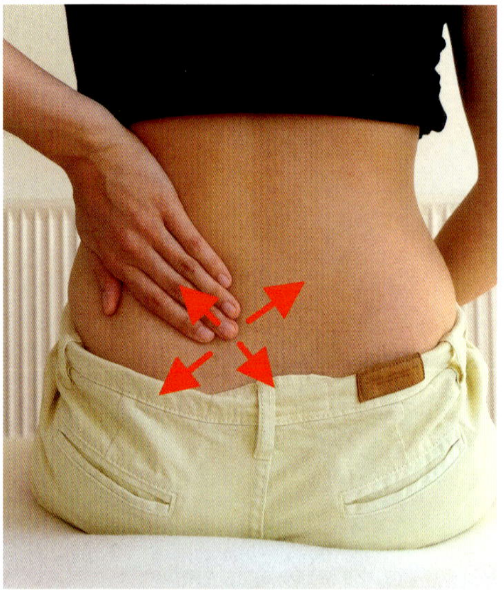

Abbildung 37 Testmobilisation der Bindegewebszone in alle Richtungen

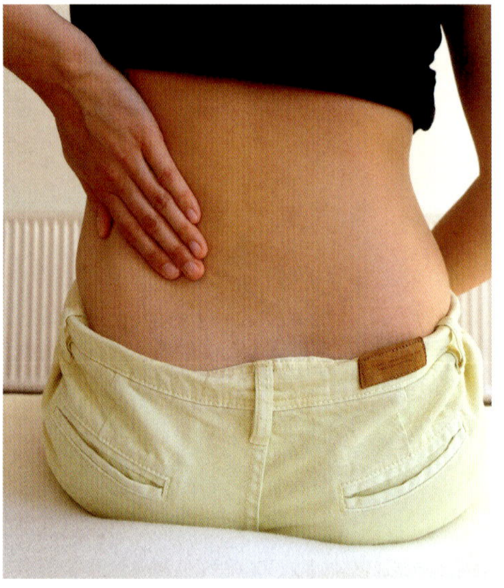

Abbildung 38 Verschiebung in die angenehme Richtung nach links oben

Chapman-Punkte für die Scheide und den Beckenboden

Eine für die Selbstbehandlung gut zu erreichende Zone für die Scheide, die Klitoris und den Beckenboden finden Sie am besten im Sitzen. Sie sitzen an der Vorderkante eines Stuhls und legen ein straffes Kissen zwischen die Knie. Wenn Sie die Knie fest zusammendrücken, springt in der Mitte der Innenseite des Oberschenkels eine Handbreite unterhalb des Oberschenkelansatzes eine Sehne hervor. Diese Sehne des Muskulus gracilis – wörtlich „der Zierliche“ – ist in ihrem oberen Drittel zum Rumpf hin die gesuchte Reflexzone.

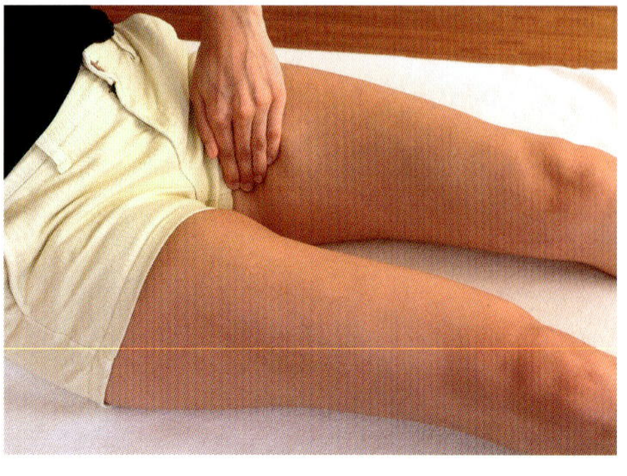

Abbildung 39 Scheidenzone am Gracilisansatz

Für die Behandlung stellen Sie das nicht zu behandelnde Bein deutlich aus. Das andere Bein führen Sie noch etwas über die Mittellinie und ertasten die Zone mit beiden Daumen. Mit Hilfe der Hände schieben Sie das umgebende Gewebe zur Zone hin, bauen ihr damit ein „Nest".

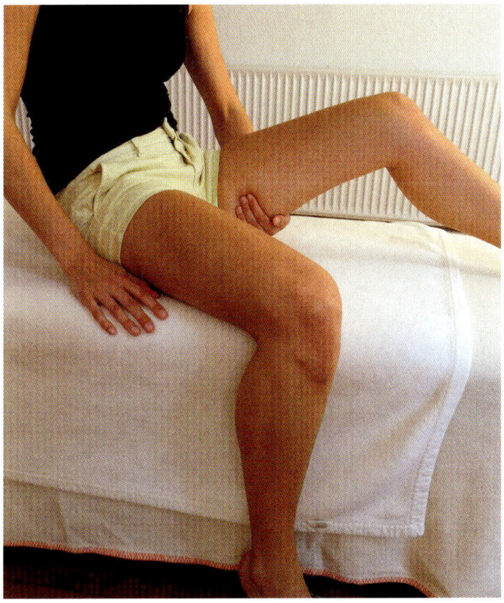

Abbildung 40 Ertasten der Scheidenzone am Oberschenkel innen

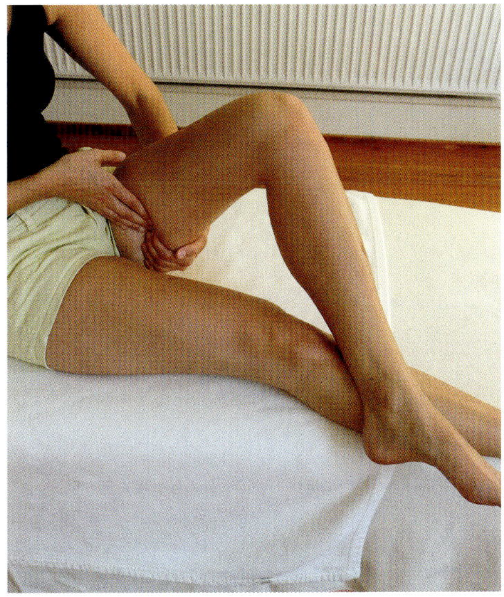

Abbildung 41 Entlastung Scheidenzone

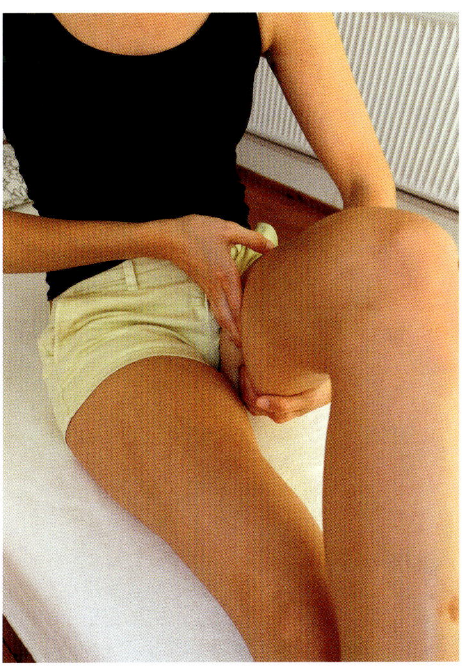

Abbildung 42 Entlastung Scheidenzone am Gracilis (Ansicht von vorne)

Ein zweiter Punkt für die Scheide und den Beckenboden liegt am Übergang vom Kreuzbein zum Steißbein seitlich direkt neben den Knochen. Für die Behandlung legt man sich auf die Seite, wobei die Befundseite oben liegt. Den Finger der Tasthand legen Sie auf den Punkt. Mit dem Handballen verschieben Sie die Pomuskulatur zum Punkt hin und bauen ihm so ein „Nest".

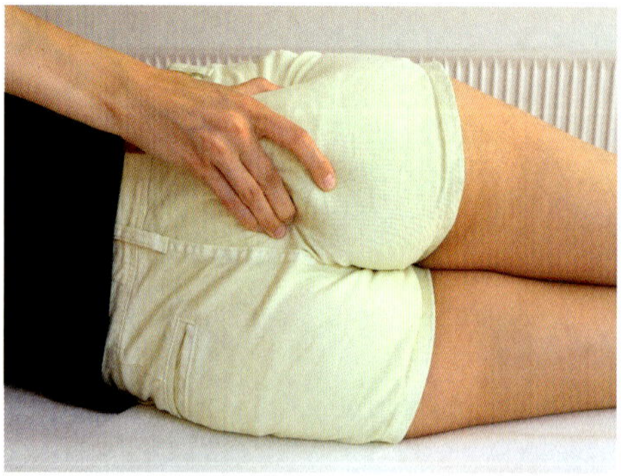

Abbildung 43 Ertasten des Scheidenpunktes neben dem Kreuzsteißbeinübergang

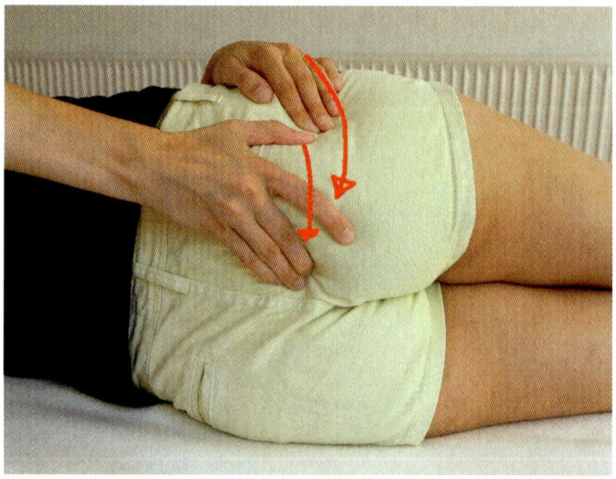

Abbildung 44 Entlastung des Scheidenpunktes neben dem Kreuzsteißbeinübergang

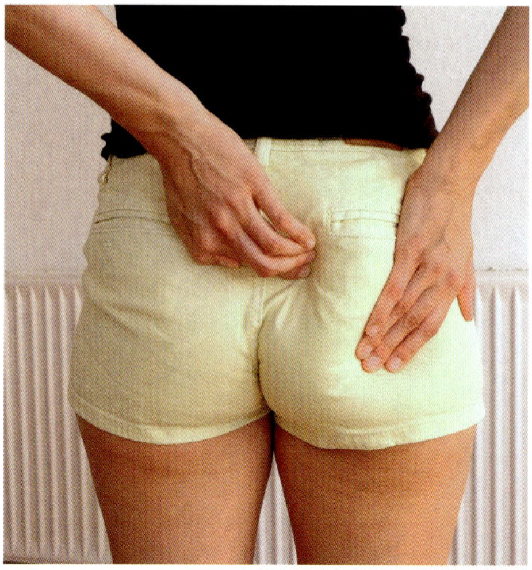

Abbildung 45 Entlastung des Scheidenpunktes am Kreuzsteißbeinübergang im Stehen

Als Drittes können Sie die Zone für die Leistendrüsen nutzen, die früher auch Weißflusszone genannt wurde. Sie liegt an der Innenseite des Oberschenkels ganz knapp oberhalb des Knies. Wieder bauen Sie durch Heranschieben des umgebenden Gewebes dem schmerzhaften Punkt ein entlastendes „Nest".

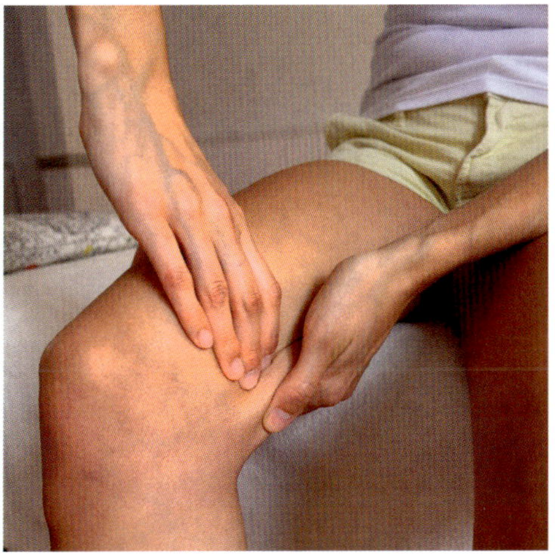

Abbildung 46 Entlastung der Zone Leistendrüsen Technik 1

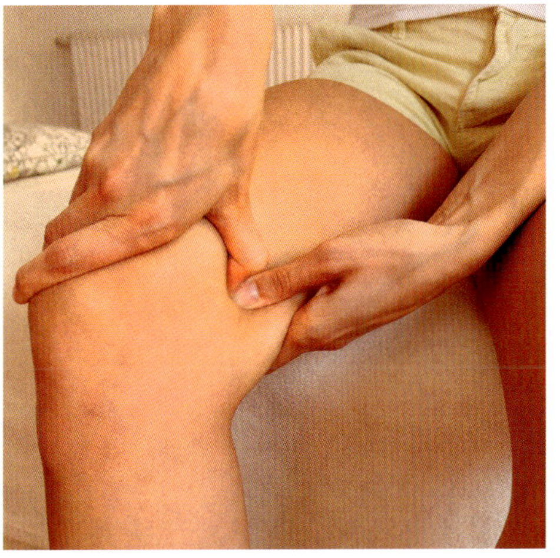

Abbildung 47 Entlastung der Zone für die Leistendrüsen Technik 2

Blasenzonen finden und behandeln

Die erste Blasenzone für die Selbstbehandlung ist der Nabelring. Ertasten Sie vorsichtig entlang des ganzen Nabelrings alle kitzelempfindlichen oder schmerzhaften Abschnitte. Diese entlasten Sie, wie bei der Narbenbehandlung beschrieben, durch Verschieben des Abschnittes in die angenehmste Richtung. In dieser Position halten Sie das Gewebe einige Atemzüge lang.

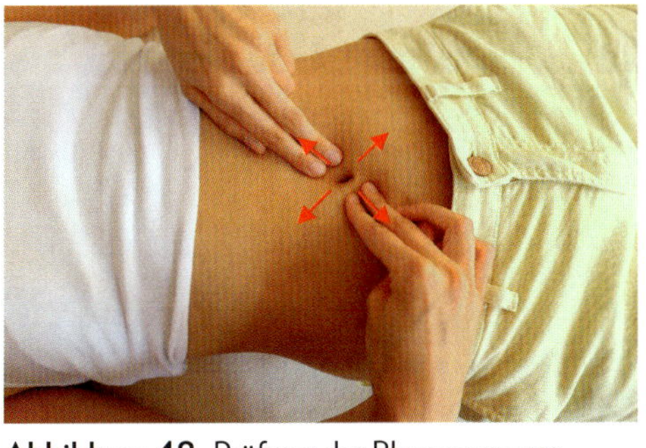

Abbildung 48 Prüfung der Blasenzone am Nabelring

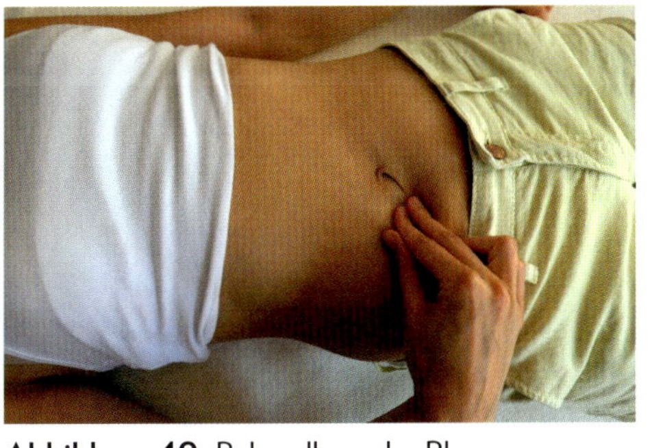

Abbildung 49 Behandlung der Blasenzone am Nabelring

Als zweite Blasenzone tasten Sie genau in der Mitte des Schambeins liegend die Schambeinfuge ab. Alle schmerzhaften Punkte gelten als aktive Blasenzonen. Die Entlastung erfolgt in Seitenlage, wie Sie es schon bei der Behandlung der Gebärmutterzone kennengelernt haben.

5.4 BEHANDLUNG DER BAUCHNARBEN UND DER BAUCHDECKEN

Missempfindungen und Erinnerungen

Narben nach operativen Eingriffen im Bauchraum können langanhaltende Missempfindungen und Schmerzen auslösen. Das mag einerseits auch darin begründet sein, dass manche dieser Narben im Bereich von Reflexzonen liegen, andererseits darin, dass mit den Eingriffen häufig traumatische Erfahrungen verbunden sind. Das Bindegewebe des Menschen scheint die besondere Fähigkeit zu besitzen, Erinnerungen zu speichern. Immer wieder erleben wir in der Praxis und in Seminaren, dass die Betroffenen sich während einer Narbenbehandlung plötzlich bis in kleine Details an die Umstände des eigentlich schon längst vergessenen operativen Eingriffs erinnern. Schon in der ältesten Narbe, die wir besitzen, unserem Nabel, können die dramatischen Erlebnisse unserer Geburt gespeichert sein. Es gibt viele Menschen, die die Berührung am Nabel durch Dritte nicht ertragen.

Frauen haben oft Narben aufgrund von Unterleibsoperationen. Recht groß sind diese nach einem Kaiserschnitt. Bei dieser Narbe ist zu berücksichtigen, dass es neben der quer verlaufenden Hautnarbe eine lange vertikal verlaufende tiefe Narbe zwischen den langen geraden Bauchmuskeln gibt. Operationen an Gebärmutter und Eierstöcken erfolgen zunehmend über die Scheide oder über mehrere kleine Bauchschnitte. Die Scheidennarben behandeln wir bei der intravaginalen Behandlung. Bei den kleineren Bauchnarben dürfen wir nicht vergessen, dass fast immer einer der Zugänge durch den Nabel gewählt wird, da man hier eine neue Narbe in der alten verstecken kann. Nun ist gerade diese Stelle selbst eine Blasenreflexzone und zugleich Ausgangspunkt für zwei funktionell wichtige Bandverbindungen nach unten zum Nabel und nach oben zur Leber und den Gallenwegen.

Narbenbehandlung

Die Narbenbehandlung eignet sich sowohl zur Selbstbehandlung als auch zur Behandlung durch eine zweite Person. Der Fremdreiz wirkt intensiver als die Eigenbehandlung. Andererseits ist manchmal die Eigenbehandlung als Einstieg notwendig, bevor jemand anderes zum Beispiel den Nabel berühren darf.

Es gibt große und kleine Narben. Bei kleinen Narben legen wir die Fingerbeere des Mittelfingers auf oder an den Rand der Narbe und verschieben das Narbengewebe analog zu einer Uhr in mindestens vier Richtungen. Zusätzlich kann man noch eine Drehbewegung des Gewebes anbieten, so als ob man ein Marmeladenglas auf- oder zuschraubt.

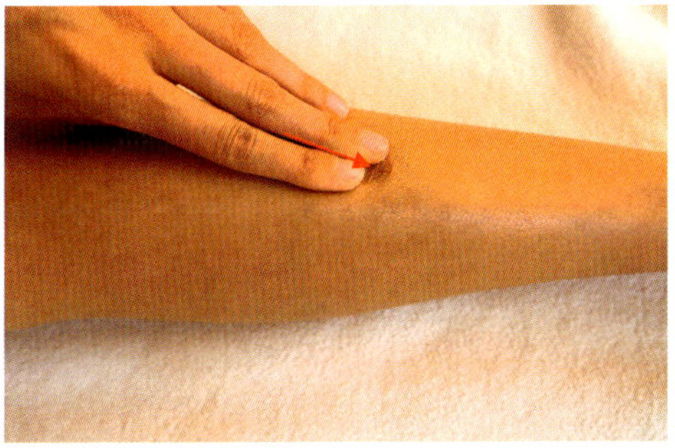

Abbildung 50 Verschieben einer kleinen Narbe mit dem Mittelfinger

Dieses Verschieben erfolgt langsam und achtsam, so dass wir selbst oder über unsere Partnerin herausfinden können, welche Richtung die für uns angenehmste ist. Diese Richtung halten wir ein paar Atemzüge lang in der gefundenen Wohlspannung. Danach können wir die zweitliebste und dann in die drittliebste Richtung vorsichtig behandeln. Löst eine Bewegung Unbehagen aus, mobilisieren wir das Gewebe keinesfalls in diese Richtung.

Bei längeren Narben können wir einerseits in kleinen Schritten vorgehen, andererseits größere Abschnitte als Ganzes behandeln. Erscheint eine Narbe an einigen Stellen auffallend verquollen, gerötet oder berührungsempfindlich, können wir mit dieser Stelle beginnen. Bei hoher Empfindlichkeit folgen wir den Behandlungsprinzipien und beginnen mit einem der weniger belasteten Narbenabschnitte.

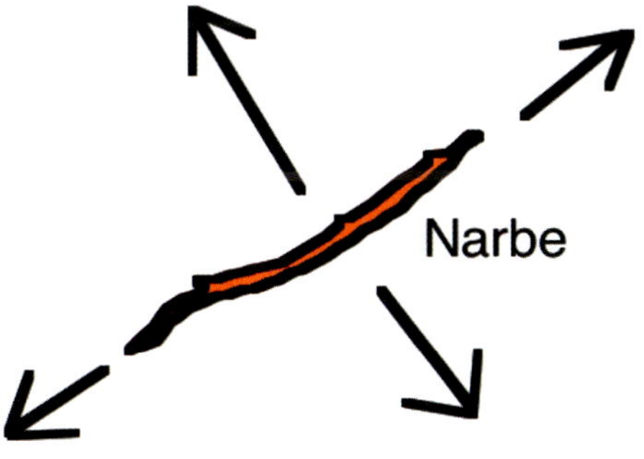

Abbildung 51 Prinzip der Narbenbehandlung

Die Narbenbehandlung erfolgt achtsam und gelassen. Behandeln wir eine andere Person, empfiehlt es sich immer wieder einmal nachzufragen wie es ihr geht. Falls die Behandelte mit geschlossenen Augen dem Geschehen folgt, kann uns der Anblick von starken Augenbewegungen unter den Lidern oder das Zittern der Lider einen Hinweis darauf geben, dass unsere Partnerin zunehmend vegetativ und emotional am Geschehen beteiligt ist. Spätestens jetzt müssen wir das Gespräch suchen.

Behandlung der vom Nabel ausgehenden Bänder

Vom Nabel aus zieht an der Innenseite der Bauchdecke ein Band in Richtung Blase. Ein zweites, in Richtung Brustbein ziehend, wird zum Trennband der beiden Leberhälften und zur Haltestruktur für die Gallenwege. Aus diesen Zusammenhängen wird klar, warum der Nabelring eine Blasenreflexzone darstellt und warum Fehlspannungen im Urachus – dem Band, welches das Blasendach hoch hält – ebenfalls auf die Blasenfunktion einwirken. Die weitere Verbindung vom Nabel aus hoch zu den Gallenwegen könnte eine der Ursachen sein, warum manche Frauen während der Periode zu Übelkeit neigen.

Im Prinzip ähnelt die Behandlung der vom Nabel ausgehenden Bänder der Narbenbehandlung. Zunächst tasten wir vorsichtig die ganze Mittellinie zwischen der Brustbeinspitze und der Schambeinfuge ab. Gibt es Areale, in denen das Band straff und derb wie eine Bassgitarrenseite zu fühlen ist? Gibt es Zonen die vergleichsweise sehr locker wirken, fast wie ein Loch? An allen auffallenden Stellen nehmen wir mit einem oder zwei Fingern Tiefenkontakt mit der jeweiligen Zone auf und verschieben sie wieder in die angenehmste Richtung. Dort halten wir das Gewebe ein paar Atemzüge und lassen es danach zurückwandern.

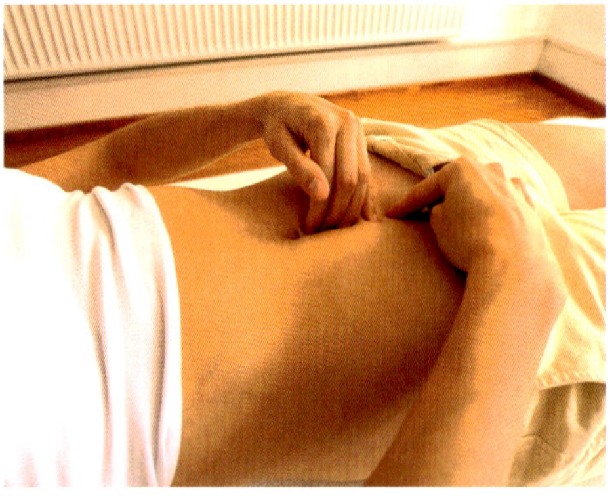

Abbildung 52 Ertasten des Bandes vom Nabel zur Blase

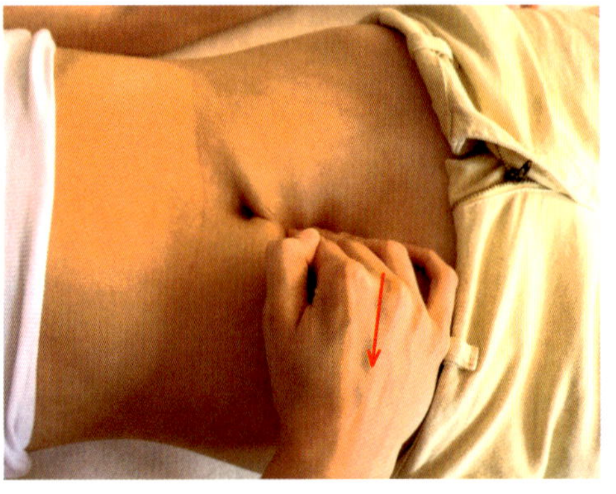

Abbildung 53 Behandlung des vom Nabel ausgehenden Bandes

5.5 DIE BINDEGEWEBSZONEN AM RÜCKEN

Grundlagen

In Deutschland wurden die Bindegewebszonen als Therapiesystem Anfang des letzten Jahrhunderts von der Masseurin Elisabeth Dicke eingeführt. Diese Technik wird heute noch als Bindegewebsmassage gelehrt. Unter Bindegewebszonen versteht man Unterhautareale, die über Nervenbahnen mit den inneren Organen verbunden sind. Veränderungen an der Oberfläche oder in der Tiefe lösen wechselseitig parallele Reaktionen aus. Krampfen die inneren Organe und werden dadurch schlechter durchblutet, dann verschlechtert sich auch die Durchblutung der Unterhaut. Geschieht das wiederholt, beobachten wir auf Dauer Veränderungen im Unterhautgewebe, die sich darin zeigen, dass diese Schicht schrumpft, mit der Oberflächenfaszie verklebt und schmerzempfindlicher ist.

Die am Rücken gelegenen Chapman-Reflexzonen und die Bindegewebszonen für die Organe des kleinen Beckens und des Dickdarms liegen in vergleichbaren Arealen auf und oberhalb des Kreuzbeins. Viele Frauen haben genau in dieser Region Kreuzschmerzen während der Periode und klagen zugleich darüber, dass ihr Darm in dieser Zeit weniger arbeite als sonst.

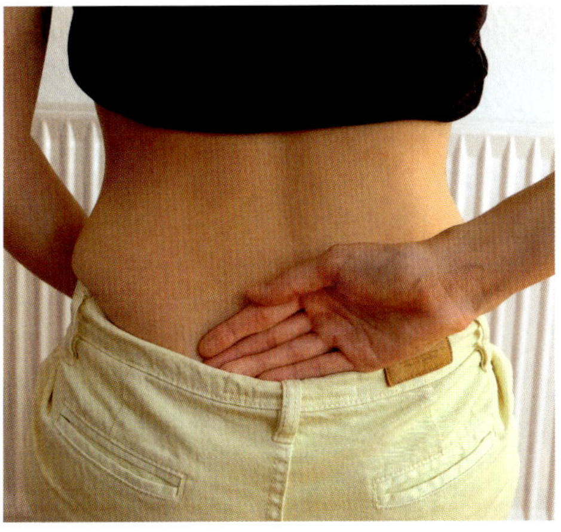

Abbildung 54 Bindegewebszone für Menstruationsbeschwerden

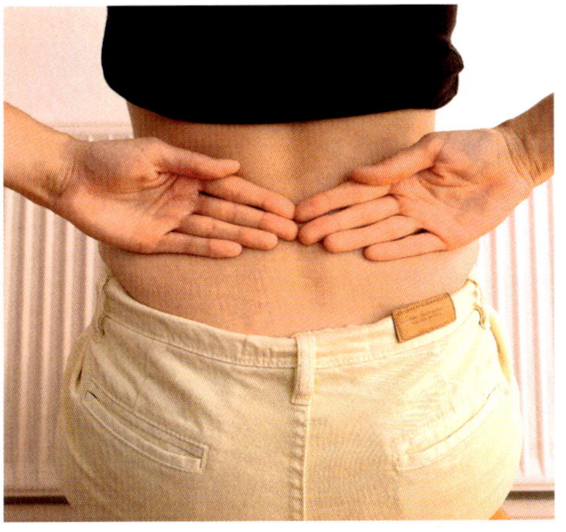

Abbildung 55 Bindegewebszonen für Darmbeschwerden

Wärmebehandlung der Bindegewebszonen

Abbildung 22 zeigt deutlich, wieso es so wichtig ist, diese Region warm zu halten. Sind die Haut und die Unterhaut außen gut durchblutet und entspannt, dann entspannen sich die dazugehörigen inneren Organe und werden ebenfalls besser durchblutet. Die einfachste Unterstützung, die man sich bei Unterleibsbeschwerden über die Bindegewebszonen geben kann, ist die Wärmeanwendung auf der Haut. Viele Leserinnen werden die wohltuende Wirkung einer Wärmflasche aus eigener Erfahrung kennen. Eine präzise, auf das Segment bezogene Behandlung ist ein heißes Sitzbad. Besser, ebenfalls sehr wohltuend und entspannend, ist auch ein warmes Vollbad. Hier kann sich die komplette verkrampfte Muskulatur entspannen. Sie brauchen keine Sorge zu haben, dass Sie in einem „Blutbad" sitzen werden. Der äußere Wasserdruck verschließt normalerweise die Scheide, so dass keine großen Blutmengen austreten. Die Hautgefäße entspannen sich in der angenehmen Wärme und werden weit gestellt. Die mit den Hautregionen verbundenen inneren Organe reagieren mit einer nachlassenden Anspannung der glatten Muskeln. Krämpfe lassen nach, die Muskelkontraktionen der Gebärmutter werden weicher und weniger heftig. Bitte denken Sie daran, keine Tampons zu verwenden, diese verstärken die Kontraktionen.

Schröpfen, Mobilisieren und Massage der Bindegewebszonen

Zu den intensiven Behandlungstechniken der Bindegewebszonen gehört die eigentliche Bindegewebsmassage, die allerdings nur durch geschulte Therapeutinnen Anwendung finden sollte. Einfacher und auch für die Selbstbehandlung geeignet ist die Schröpfbehandlung der jeweiligen Bindegewebs- oder Chapman-Zonen. Diese Technik stellen wir Ihnen im nächsten Kapitel vor. Die Mobilisierung der Zonen haben Sie bereits im vorhergehenden Kapitel kennengelernt.

5.6 SCHRÖPFEN

Geschichte und Materialien

Das Schröpfen gehört zu den ältesten Heilmitteln der Menschheit. Der Ausgangsgedanke war vermutlich, den Schmerz beziehungsweise das Böse aus dem Körper mit dem Mund herauszusaugen. Das Ansaugen mit dem Mund wurde ersetzt durch den Unterdruck, der entsteht, wenn man einen Hohlkörper ausflämmt und diesen sofort auf eine Körperstelle aufsetzt. Die beim Abkühlen schrumpfende heiße Luft saugt das anliegende Gewebe in den Hohlkörper. Je nach den örtlichen Gegebenheiten waren die Schröpfgefäße aus Horn, Bambus, Ton oder Glas. Wir selbst arbeiten am liebsten mit einem Schröpfkopf aus Glas, an dem ein Pumpballon mit einem Ventil angebracht ist. Damit lässt sich der Unterdruck dosieren und als geringer oder sehr starker Saugeffekt auf die Bedürfnisse der Behandlung abstimmen. Neben Schröpfköpfen mit einem Durchmesser von sechs Zentimetern nutzen wir auch kleinere Gläser für zierliche Personen und Kinder oder um kleine lokale Effekte zu erzielen. Zur Reinigung stellen Sie das Glas ohne Pumpballon in die Spülmaschine oder waschen es unter heißem Wasser ab.

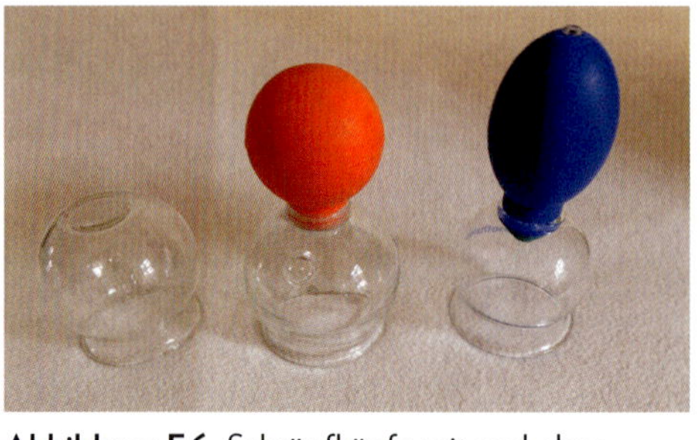

Abbildung 56 Schröpfköpfe mit und ohne Pumpballon

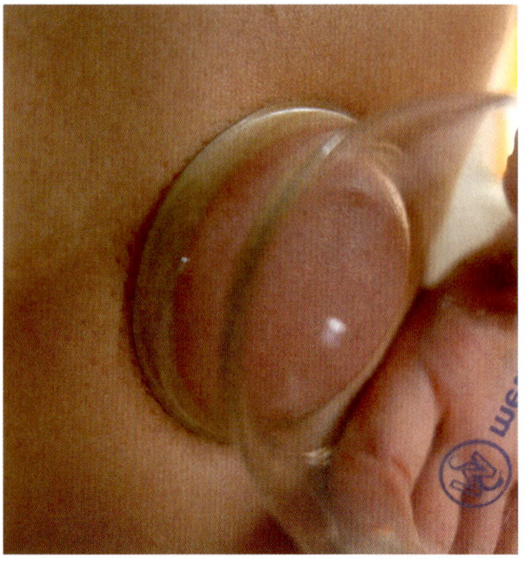

Abbildung 57 Ansaugen eines Schröpfkopfes

Allgemeine Durchführungsregeln

Für die Selbstbehandlung hat sich vor allem die Schröpfgleitmassage der Zonen am Rücken und an den Oberschenkeln sehr bewährt. Wir erreichen damit eine kräftige Anregung der inneren Organe über die Bindegewebszonen. Das lokale unblutige Schröpfen und die Rüttelmassagen erklären wir unten noch genauer.

Um die gewünschten Zonen anzuregen, verteilen Sie etwas Öl auf der Haut. Dann setzen Sie den Schröpfkopf an und pumpen mit dem Ballon solange, bis der Sog die Haut und die Unterhaut deutlich aber nicht schmerzhaft abhebt. Mit dem so am Körper anheftenden Schröpfkopf massieren Sie die Bindegewebszonen gründlich vier bis sechs Mal, indem Sie das Glas des Schröpfkopfes vorwärts und rückwärts auf dem Gewebe hin- und herschieben.

Wie bei jeder intensiven Reflexzonenbehandlung empfehlen wir nach der Behandlung unbedingt ein bis zwei große Gläser Wasser zu trinken, um unangenehme Begleitreaktionen zu vermeiden. Sollte Ihr Körper sehr übersäuert oder schon langanhaltend in seinen Funktionen belastet sein, können nach der Schröpfmassage kleine flohstichartige Hautblutungen oder Striemen auftreten, wie nach einem Kontakt mit Brennnesseln. Pausieren Sie in diesem Fall für ein bis zwei Tage mit der weiteren Behandlung, bis die Hauterscheinungen abgeklungen sind. Wiederholen Sie die Schröpfmassagen danach unbedingt so lange, bis die beschriebenen Veränderungen nicht mehr auftreten und die Massage nicht mehr als schmerzhaft, sondern nur noch als angenehm empfunden wird.

Relative Kontraindikationen

Intensive Schröpfmassagen und Punktbehandlungen über den Zonen für die Unterleibsorgane sollten Sie in der Frühschwangerschaft vermeiden, da Kontraktionen der Gebärmutter angeregt werden können. Andererseits wird bei funktioneller Unfruchtbarkeit das Schröpfen genutzt, um die Einnistungsbereitschaft des befruchteten Eis in der Gebärmutterschleimhaut zu erhöhen.

Akut kranke und vegetativ labile Frauen vertragen das Schröpfen die ersten Male oft nur in sehr geringer Dosierung. Hier bitte Vorsicht walten lassen, da Kreislaufreaktionen bis hin zur Ohnmacht auftreten können.

Während der Einnahme von Blutverdünnungsmitteln ist die Blutungsneigung erhöht. Sie müssen ausprobieren, welcher Unterdruck ohne Einblutung angewendet werden kann.

Schröpfgleitmassagen

Für das Schröpfen der Reflexzonen der Gebärmutter-Haltebänder müssen Sie die Haut des Oberschenkels in der Linie der gedachten Hosennaht mit etwas Öl einreiben um sie gleitfähig zu machen. Dann setzen Sie den Schröpfkopf an. Mit dem Pumpballon dosieren Sie den Unterdruck so, dass durch das Ansaugen der Haut ein Reiz gesetzt wird. Dies sollte keinen Schmerz auslösen. Jetzt verschieben Sie das Schröpfglas einige Male auf der Zone hin und her. Bewegen Sie den Schröpfkopf bitte am Glas und nicht am Ballon. Die Dickdarmzone liegt parallel zur Zone der Gebärmutter-Haltebänder zwischen der Hosennaht- und Bügelfaltenlinie.

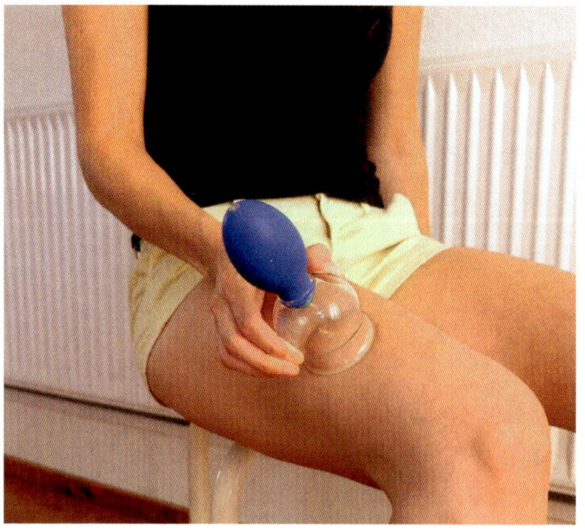

Abbildung 58 Selbstbehandlung der Dickdarmzone am Oberschenkel mit dem Schröpfkopf

Die Zonen am Rücken, die sich neben der Wirbelsäule vom Beckenkamm bis zum Rippenbogen erstrecken, stellen eine Reflexzone für die Beckenorgane und zugleich für den Dickdarm dar. Wegen der im Kapitel Anatomie dargestellten engen Lagebeziehungen lohnt es sich eigentlich immer, die Zonen am Rücken und an den Oberschenkeln zu behandeln, wenn sie empfindlich sind.

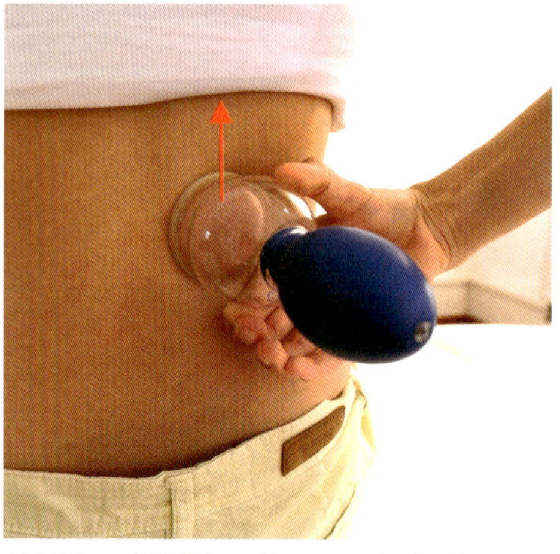

Abbildung 59 Schröpfmassage der Rückenzonen kopfwärts

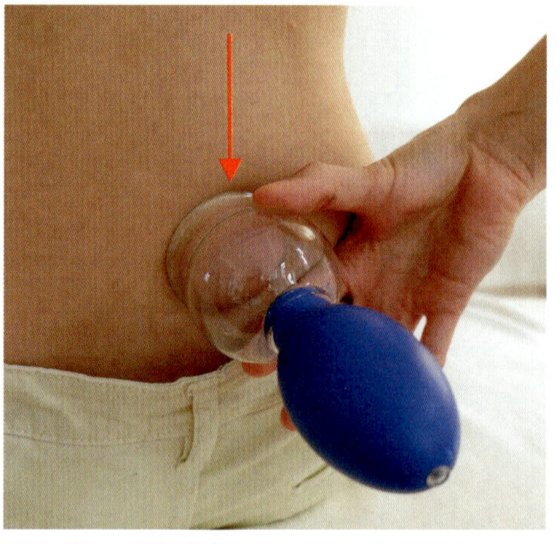

Abbildung 60 Schröpfmassage der Rückenzone beckenwärts

An den Rückenzonen verschieben wir den Schröpfkopf auf der eingeölten Haut einige Male kopf- und fußwärts. Danach darf man das Trinken nicht vergessen, da bei dieser Therapie sehr viele ausscheidungspflichtige Substanzen im Gewebe aktiviert werden. Darunter zählen auch Substanzen, die Schmerzen verstärken sowie Zerschlagenheit und Gliederschmerzen auslösen können. Mit dem Wasserangebot können sie ausgeschwemmt werden.

Rüttelmassagen

Rüttelmassage bedeutet, dass wir den Schröpfkopf mit dem angesaugten Gewebe leicht schütteln oder rütteln. Auf diese Weise werden die darunter gelegene Muskulatur oder das Bindegebe von narbigen Einziehungen gelockert. Ein häufig genutzter Anwendungsort ist die Dornfortsatzreihe der Wirbelsäule. Beim Ansetzen des Schröpfkopfes sehen wir manchmal Einziehungen ähnlich einem kleinen Nabel. An dieser Stelle löst sich die Haut nicht von der Unterlage ab. Das lokale Rütteln kann Rückenschmerzen lindern und das Bücken erleichtern.

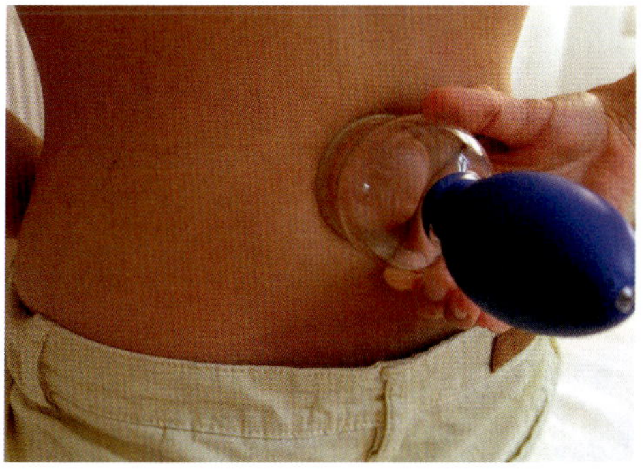

Abbildung 61 Rüttelmassage auf der Wirbelsäule

Lokalbehandlung mit Schröpfen

Auf einzelnen besonders verbackenen (mit der Oberflächenfaszie verklebten) Zonen, bei sehr chronischen Belastungen oder aus anatomischen Gründen, wie der Lage der Blasenzone, kann man den Schröpfkopf lokal setzen und dort wirken lassen. Wer eine besonders starke Reizwirkung auslösen möchte, erhöht den Unterdruck im Glas, bis etwas Blut aus den Haargefäßen austritt und sich ein leichter blauer Fleck bildet. Dieser blaue Fleck stellt eine gezielte lokale Eigenblutbehandlung dar. Er löst vor Ort eine kleine Entzündung aus. Weiße Blutkörperchen, die die ausgetretenen roten Blutplättchen auffressen, senden Botenstoffe aus, die den gesamten Stoffwechsel aktivieren.

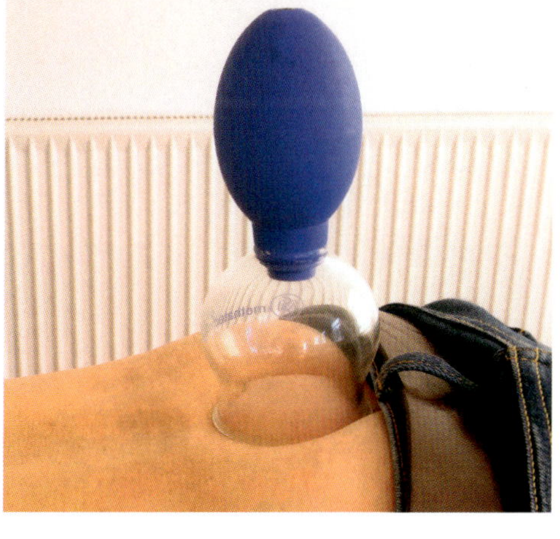

Abbildung 62 Schröpfen über der Blasenzone

5.7 FUßREFLEXZONEN

Eine weitere zuverlässige Selbstbehandlung ist über die Reflexzonen am Fuß möglich. Hanne Marquardt hat eine verblüffend akkurate und therapeutisch wirksame Formenähnlichkeit zwischen der Form des menschlichen Fußes und der Form des sitzenden menschlichen Körpers beschrieben [11].

Über die von ihr dargestellten Reflexzonen finden wir leicht zu den Behandlungspunkten für unser Thema, die Beschwerden in den Unterleibsorganen.

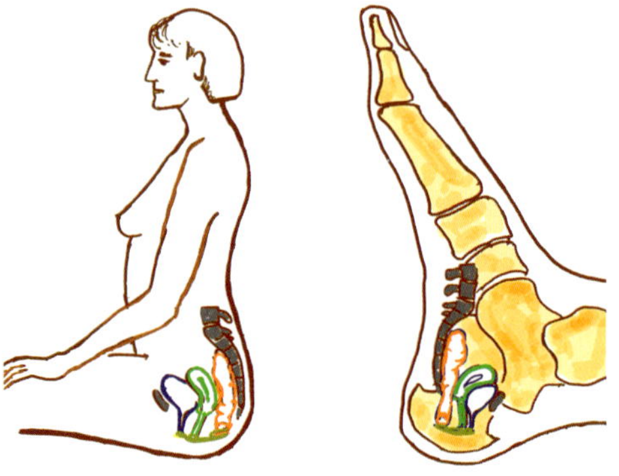

Abbildung 63 Formenähnlichkeit Mensch – Fuß nach Hanne Marquardt

Auffinden und Behandeln der Fußreflexzonen

Tasten Sie sich in winzigen Schritten langsam von der Spitze des Innenknöchels in Richtung Ferse vor, bis Sie den Übergang zur Fußsohlenhaut erreicht haben. Alle Punkte auf oder neben dieser Linie, die sich als schmerzhaft herausstellen, sollten in die Behandlung einbezogen werden.

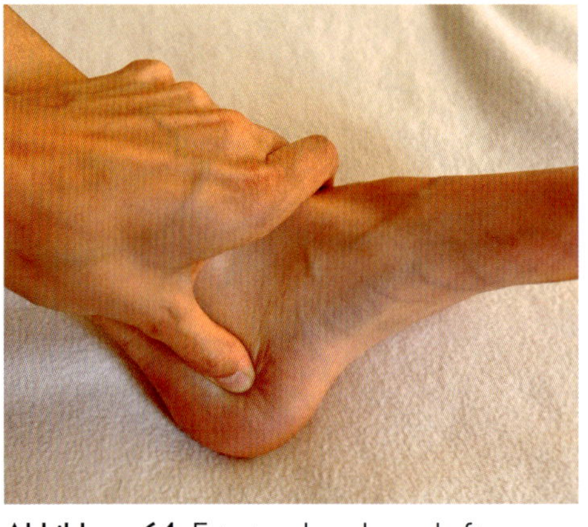

Abbildung 64 Ertasten der schmerzhaften Reflexpunkte des Beckenbereichs

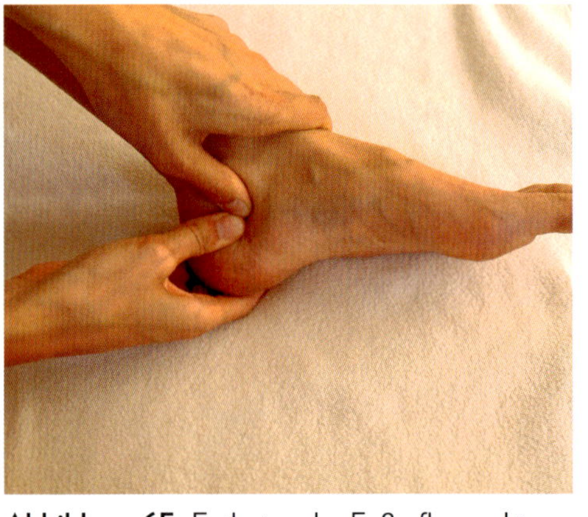

Abbildung 65 Entlasten des Fußreflexpunktes für das kleine Becken

Für Ihre Selbstbehandlung suchen Sie die schmerzhaften Punkte auf und entlasten Sie diese wie zuvor die Chapman-Punkte. Damit erreichen Sie alle betroffenen Organe im Unterleib.

Wieder folgen wir dabei den Grundprinzipien der Ortho-Bionomy®. Wir entlasten den Fußreflexpunkt, indem wir die Ferse zum Innenknöchel hin annähern und so dem Punkt wieder ein Nest bauen. In dieser Entlastung können wir den Tastfinger langsam in das Punktareal „einschmelzen" lassen, so als würden wir mit dem Finger in Butter eintauchen.

Wie bei allen Reflexbehandlungen dürfen Sie das anschließende Trinken nicht vergessen, selbst wenn Sie sich „nur" die Fußpunkte massiert haben.

5.8 INTRAVAGINALE BEHANDLUNG – WOMAN'S CARE

Die therapeutische Haltung

Die intravaginale Behandlung stellt natürlich keine Selbstbehandlung dar, sondern wird vollzogen im Austausch mit einer Vertrauensperson. So hilfreich die äußeren Behandlungstechniken über die Reflexzonen sind, brauchen wir doch immer wieder die intravaginale Behandlung bei Beschwerden in der Scheide und im Unterleib.

Da es sich um die intimste Behandlung überhaupt handelt, möchte ich die Patientinnen erst einmal kennenlernen, bevor in einer weiteren Behandlung der intravaginale Teil folgt. Respekt und Achtsamkeit sind hier besonders wichtige Voraussetzungen für eine gelingende Behandlung. Die äußeren Voraussetzungen sind deswegen mit entscheidend für einen guten Verlauf der Behandlung. Wir arbeiten nicht medizinisch neutral, wie z. B. eine Gynäkologin, sondern persönlich auf die subjektive Verfassung unserer Patientin beziehungsweise unserer Behandlungspartnerin bezogen.

Der emotionale Zustand ist ausschlaggebend für den Erfolg der Behandlung. Ich kreiere eine Stimmung, in der sich die Patientinnen vertrauensvoll entspannen können. Eine ortho-bionomische Behandlung ist nie sachlich neutral, sondern immer von der wohlwollenden, ressourcenorientierten Stimmung geprägt. Meine innere Haltung ist angepasst an die jeweilige Situation der Patientin.

Die Fragestellung der Patientin bestimmt das Setting und meinen Fokus. Dadurch wird jede Behandlung einzigartig. Bei den Behandlungsbeispielen haben wir Ihnen die junge Frau mit den Beschwerden durch den Scheidenriss bei der Entbindung, eine Frau mit Periodenschmerzen im höheren Lebensalter und eine Frau mit Kinderwunsch vorgestellt. Jedes Mal war die Stimmung während der Behandlung eine komplett andere. Als ortho-bionomische Therapeutin liegt mein Fokus nicht auf dem Problem. Ich möchte gemeinsam mit der Patientin ihre Ressourcen entdecken. Die Behandlung selbst ist in der Regel sehr angenehm für die Patientin und nachher melden mir die Frauen zurück: „Mein Schoß fühlt sich ganz weich, warm und lebendig an."

Vor der Behandlung einer jungen Frau, die wegen sexueller Gewalt in die Behandlung kam, habe ich länger darüber nachgedacht, wie ich den Schwerpunkt weg von der Missbrauchsthematik setzen könnte. Mir war wichtig, dass die Behandlung nicht in die Schwere des Traumas abdriftete. Da Frau S. in einer stabilen Beziehung lebt, wollte ich einen anderen Fokus setzen und sagte zu Beginn dieser Behandlung mit fröhlicher Stimme: „Frau S., jetzt geht es um den Sex, nicht um Missbrauch". Woraufhin die Patientin herzlich lachte und fröhlich erwiderte: „Aber Frau Wiiiiese." Die Behandlung verlief danach auch wirklich in einer sehr heiteren Stimmung.

Behandlungssetting

Möchten Sie die Behandlung mit einer Frau aus dem Freundes- und Verwandtenkreis durchführen, dann ist es notwendig, einen für beide geschützten Rahmen zu schaffen. Das Telefon und das Handy sollten ausgeschaltet sein. Es geht darum, dass Sie beide ungestört sind für den Zeitraum der Behandlung. Der Raum sollte warm sein. Es hat sich bewährt, die Partnerin zwischen zwei Handtücher zu legen und mit einer Decke zuzudecken.

Vor dem Beginn der Behandlung ist daran zu denken, dass es Ihnen als Behandlerin gut gehen muss und Sie Ihre Arbeitshaltung immer wieder korrigieren dürfen. In unseren Seminaren arbeiten wir auf dem Boden, in der Praxis auf einer Liege. Mit Kissen und Decken sorgen wir für die Bequemlichkeit von Patientin und Therapeutin. Sie können genauso gut auf dem Sofa oder auf einem Bett behandeln. Suchen Sie die für Sie bequemste Möglichkeit.

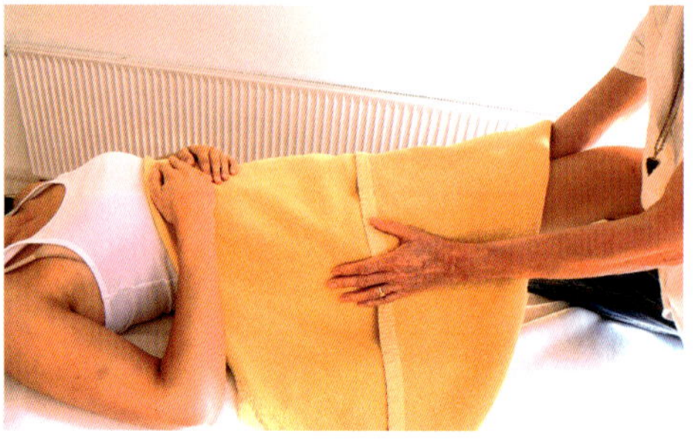

Abbildung 66 Behandlungssetting auf einer Liege

Manchmal ist der Patientin vor der Behandlung der Hintergrund ihrer Beschwerden selbst nicht klar. Darum muss die Therapeutin auf die kleinsten emotionalen Reaktionen achtgeben. Wenn Ihre Freundin den Atem anhält, unruhig oder starr wird, sich anspannt, halten Sie bitte inne und gehen achtsam aus dem körperlichen Kontakt. Dann können Sie besprechen, was gerade geschehen ist. Es ist besser, immer wieder in ganz kleinen Schritten vorzugehen und so die Kompetenz der Patientin zu erweitern.

In allen meinen Behandlungen, unabhängig vom Thema mit dem die Patientin zu mir kam, habe ich nie erlebt, dass es zu einer emotionalen Überwältigung kam. Entscheidend dafür ist die unbedingte Aufmerksamkeit im Kontakt, die Bereitschaft, selbst kleinste Reaktionen wahrzunehmen und wertzuschätzen, ohne sie zu beurteilen.

Meine Patientinnen liegen geschützt zwischen zwei Handtüchern unter einer Decke. Ich arbeite mit latexfreien Handschuhen, um allergische Reaktionen zu vermeiden.

Während der Behandlung bin ich entspannt im Gesprächskontakt mit der Patientin. Sie muss mir sofort mitteilen, wenn sich der Kontakt nicht „schön" anfühlt. Ich benutze gerne solche Worte wie schön, weil die Patientinnen sonst unangenehme Gefühle nicht zurückmelden. Der Begriff „schön" ist eindeutig in seiner Qualität. Viele Menschen sind geprägt von Sätzen wie: "Bös muss bös vertreiben." oder „Krankengymnastik (KG) tut weh". Aus diesem Grund verwende ich Zeit darauf, eine klare Kommunikation herzustellen und weise darauf hin, dass selbst leicht unangenehme Wahrnehmungen oder gar die Qualität der Langeweile unbedingt zurückgemeldet werden müssen.

Auch wenn Sie sich gegenseitig behandeln, ist es eine wichtige Voraussetzung, dass Sie sich in die Therapeutenrolle hineinbegeben. Sie behandeln Ihre Freundin aus der Rolle der Therapeutin heraus. Ich möchte auch davon abraten, einen zu schnellen Rollenwechsel zu planen. Im privaten Umfeld können Sie selbst bestimmen, wann die zweite Behandlung stattfindet.

Narbenbehandlung

Je nach Fragestellung lege ich in der Behandlung unterschiedliche Schwerpunkte. Beginnen wir mit der Beschreibung einer Narbenbehandlung nach der Entbindung. Zu Ihrer besseren Orientierung und Kommunikation möchte ich Ihnen als Hilfe die Aufteilung der Scheide wie eine Uhr anbieten.

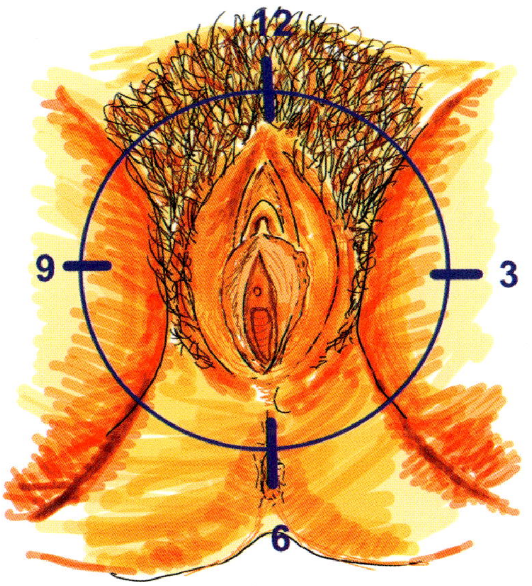

Abbildung 67 Eine Scheide mit eingezeichneter „Uhr" zur Lageorientierung

Liegt Ihre „Patientin“ bequem und haben Sie ebenfalls eine angenehme Position gefunden, dann riskieren Sie einen vorsichtigen Blick auf Ihr „Arbeitsgebiet“. Wir müssen zu unserer Orientierung schauen, wo denn der Scheideneingang ist. Jede Scheide ist anders und blind herumzusuchen ist für beide Seiten unangenehm. Miteinander bewusst mit den eigenen Unsicherheiten umzugehen, fördert das wechselseitige Vertrauen. In unseren Seminaren sind die Frauen häufig am Kichern und diese fröhliche Stimmung, in der sich auch Unsicherheit ausdrücken darf, ist unterstützend für die weitere Behandlung.

Sie können also ruhig schauen, ob und wo die Narbe am Damm beginnt und in diesem Fall dort mit der Behandlung beginnen.

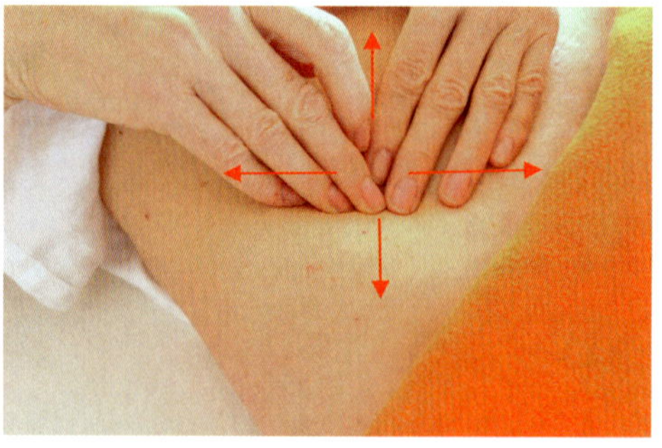

Abbildung 68 Narbenbehandlung

Gehen Sie mit Ihrem Zeigefinger in einen vorsichtigen Kontakt mit der Narbe und verschieben Sie die Narbe ein wenig in die unterschiedlichen Richtungen (siehe Abbildung 68).

In der angenehmen/schönen Richtung verweilen Sie einen Moment. Dieser Moment kann manchmal länger und manchmal kürzer sein. Solange es sich für Sie beide interessant und nicht langweilig anfühlt ist es in Ordnung, in dieser Position zu verweilen. In unseren Seminaren sagen wir unseren Teilnehmern oft: “Stellt man sich die Frage, ob man noch weitermachen sollte, ist die Behandlung in der Regel schon zu lange gewesen“. Sie behandeln die ganze äußere Narbe und widmen sich dann genauso der Narbe im Inneren des Körpers. Ist die Narbenbehandlung abgeschlossen, verwenden Sie beide doch noch ein wenig Zeit, um die Schließfunktion der Muskulatur zu trainieren.

Training der Schließfunktion der Scheide

Zuerst einmal soll die Patientin Ihren Zeigefinger mit der Scheide umschließen. Viele Frauen haben anfangs überhaupt keine Idee, wie sie das machen sollen. Bei diesen Frauen versuche ich, mit meinem Finger durch leichten Druck gegen die Scheidenwand ein deutliches Kontaktgefühl herzustellen, so dass die Frau einen Widerstand spürt. Manchmal ist es hilfreich, wenn die Patientin ihre Mundmuskulatur gleichzeitig anspannt, um dadurch leichter ein Gefühl für ihre Scheidenmuskulatur zu bekommen. Wenn das gut klappt, können Sie die Übung weiter verfeinern und mit zwei unterschiedlichen Bildern arbeiten: einmal soll sich die Patientin vorstellen, mit ihrer Scheidenmuskulatur eine Schokoladenpraline zu lutschen oder als weitere Möglichkeit ein hartes Bonbon. Je vielfältiger, bewusster und variantenreicher das Zusammenziehen der Muskulatur möglich ist, desto besser ist es.

Viele Frauen haben nach diesen Behandlungen ein ganz anderes Körpergefühl beim Geschlechtsverkehr (nicht selten auch die dazugehörigen Männer).

Die Behandlung der Stuhlinkontinenz erfolgt analog am After.

Missempfindungen in der Scheide

Im Schwäbischen sagen Patientinnen oft, sie hätten Schmerzen beim Fahrradfahren und das bedeutet übersetzt meist auch, dass sie Schmerzen beim Geschlechtsverkehr haben. Bei diesem Thema ist es gut zu fragen, ob denn der Geschlechtsverkehr schon immer schmerzhaft war. Sie erinnern sich vielleicht an unser Behandlungsbeispiel der jungen Frau, die immer zu Beginn einer Beziehung eine sehr leidenschaftliche und lustvolle Sexualität erleben konnte, aber extreme Schmerzen beim Geschlechtsverkehr hatte, sobald die erste Verliebtheit vorbei war. Das zeigt uns dann, dass prinzipiell ein Geschlechtsverkehr ohne Schmerzen möglich ist.

Im Prinzip verläuft die Behandlung bei Missempfindungen ähnlich wie die Behandlung der Narbe. Sie tasten sich mit Ihrem Zeigefinger zirkulär in einer Spiralbewegung durch die Scheide und verweilen an Stellen, die Ihnen auffällig erscheinen. Sie bieten einen ruhigen Kontakt an oder bewegen das Gewebe in die angenehme Richtung und halten es dort eine Weile. Auf diese Weise gehen Sie weiter vor, bis Sie in der Tiefe den Muttermund tasten.

Ich möchte an dieser Stelle darauf hinweisen, dass Schmerzen beim Geschlechtsverkehr auch Folgen von sexueller Gewalt sein können. Laut Statistik hat jede vierte Frau sexuelle Übergriffe erlebt. In diesen Fällen ist zu überlegen, ob eine Behandlung unter Freundinnen nicht zu schwierig ist. Natürlich können durch das angenehme neue Erleben des eigenen Körpers auch die Folgen sexueller Gewalt in kleinen Schritten integriert werden.

Behandlung bei Blasenbeschwerden

Wir behandeln Patientinnen mit unterschiedlichen Beschwerden der Blase. Manche Frauen haben Probleme, die Blase zu entleeren, andere wiederum haben Mühe, den Urin zu halten.

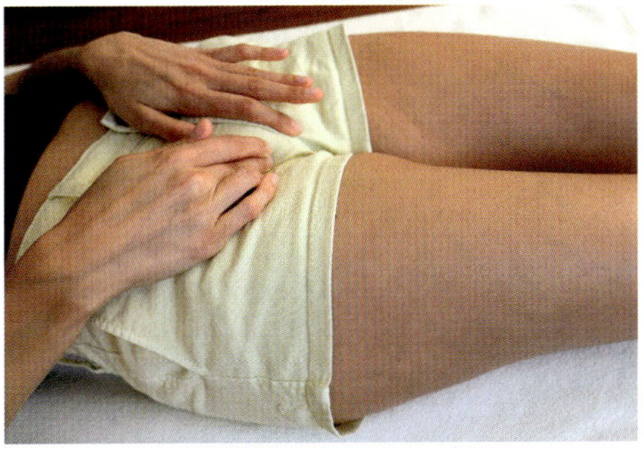

Abbildung 69 Chapman-Zonen Blase (Zeigefinger links) und Harnröhre (Mittelfinger rechts)

Hier können Sie mit der Entlastung aller positiven Chapman-Punkte für die Blasenfunktion anfangen. Die intravaginale Behandlung beginnen Sie, wie vorher beschrieben, im geschützten Rahmen. Der Stress und die Hektik des Alltags bleiben außen vor.

In dieser ruhigen Atmosphäre können Sie bei der intravaginalen Behandlung mit dem behandschuhten Zeigefinger zuerst einmal die Scheide von innen vorsichtig abtasten. Gibt es Zonen, die Ihnen beiden auffallen?

Vielleicht haben Sie die Wahrnehmung von eher angespannten oder tonuslosen Stellen. Die verspannten Stellen behandeln Sie, indem Sie das Gewebe in unterschiedliche Richtungen bewegen und in der angenehmsten Stellung verweilen. Auf diese Art behandeln Sie die komplette Scheide. Bei dem Gewebe, das eher zu wenig Spannung hat, können Sie mit dem Finger kleine Klopfbewegungen durchführen. Diese „wecken“ das Gewebe auf. Stellt sich beim Kontakt mit der Scheide nach diesem Behandlungsschritt eine gleichmäßige Berührungsqualität ein? Für die Behandlung der Inkontinenz sollten Sie sich Zeit nehmen. Bitte werden Sie nicht ehrgeizig, denken Sie an eines der Behandlungsprinzipien: „Weniger ist mehr.“ Sinnvoll ist es, sich zu weiteren Behandlungen zu verabreden. Wenn der innere Erwartungsdruck zu hoch ist, kann die Patientin sich nicht mehr entspannen.

Beim Zusammenziehen der Muskulatur können wieder innere Bilder unterstützend sein: die Patientin soll sich vorstellen, wie sie Ihren Zeigefinger mit der Scheide nach oben saugt – ihn richtig in sich hineinzieht. Immer wieder kann es hilfreich sein, die Mundmuskulatur einzubeziehen. Ich empfehle meinen Patientinnen ein regelmäßiges Üben der Muskulatur – zunächst liegend im Bett und später stehend. Die anatomischen und funktionellen Gegebenheiten bei Kontinenzproblemen sind im Stehen meistens deutlicher und auch anders gelagert als im Liegen.

Behandlung von Stuhlinkontinenz nach Entbindungen

Nach schweren Entbindungen bei denen gelegentlich der Damm bis zum After reißt, klagen die betroffenen Frauen oft noch lange Zeit über Schwierigkeiten bei der Stuhlkontrolle. Die Behandlung erfolgt im Anschluss an die intravaginale Behandlung. Im Gegensatz zur intravaginalen Behandlung genügt es oft, die Behandlung auf den äußeren Schließmuskel des Afters zu beschränken.

Ein Behandlungsbeispiel zeigt die Effektivität der Behandlung.

Frau L. ist 39 Jahre alt, Apothekerin und Mutter von zwei Töchtern. Bei der Entbindung der jüngsten Tochter war sie bis zum After gerissen und auch in die Scheide hinein. Seitdem plagte sie sich mit einer Stuhlinkontinenz, die ihr sehr unangenehm und peinlich war.

In mehreren Behandlungen widmete ich mich ihren intravaginalen und Dammnarben. Nachdem sie bei der intravaginalen Behandlung das Zusammenziehen der Scheidenmuskulatur geübt hatte, begannen wir in gleicher Weise die Arbeit mit dem Schließmuskel.

An den Stellen, an denen sie wenig Widerstand geben konnte, arbeitete ich mit leichtem Druck, so dass Frau L. langsam eine Vorstellung entwickeln konnte, wohin sie drücken sollte.

Nach einigen Behandlungen meldete mir Frau L. zurück, dass sie keine Probleme mehr habe den Stuhl zu halten. Leicht verschämt fragte sie mich, ob irgendetwas gegen Analverkehr spräche. Sie möge diesen eigentlich sehr, hatte aber Angst, ihre Symptomatik zu verschlimmern.

Nach meiner Meinung sprach nichts dagegen, da der Schließmuskel zu seiner normalen Funktion zurückgefunden hatte.

5.9 DER FRIEDENSGRIFF – DAS „DURCHSTRÖMEN" DES BECKENS

Das entspannende Hinspüren

Das bewusste Entspannen der Organe unter den eigenen Händen kommt ganz ohne Hilfsmittel aus. Zur Vorbereitung der Behandlung reiben Sie, um die Achtsamkeit zu erhöhen, Fingernägel und Handflächen aneinander.

Legen Sie eine oder beide Hände auf den Unterleib und lenken Sie ihre Aufmerksamkeit auf die Handfläche. Dabei spüren Sie, wie Sie zuerst Kontakt mit der Kleidung aufnehmen, dann mit Ihrer Hand durch die Kleidung Ihre Haut wahrnehmen. Dort verweilen Sie kurz mit Ihrer Achtsamkeit, bis Sie einen guten Kontakt mit Ihrer Haut hergestellt haben.

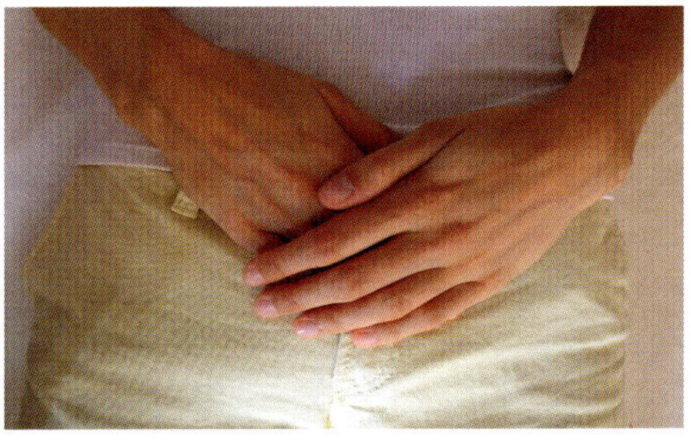

Abbildung 70 Entspannung des Unterleibs Kontakt von vorne

Erlauben Sie sich die Vorstellung, dass es unter Ihrer Hand ganz warm wird, die Wärme sich ausbreitet und in die Tiefe eindringt. Variieren Sie dabei die Lage und den Auflagedruck der Hand so, dass Ihnen der Kontakt mit sich selbst möglichst angenehm ist und Sie sich dabei wohlig entspannen können.

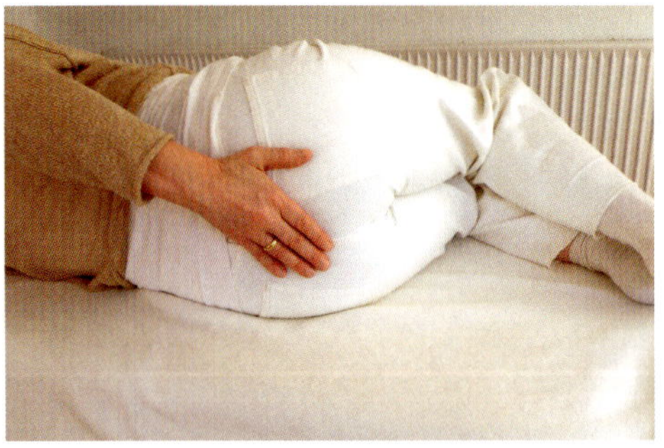

Abbildung 71 Entspannung des Unterleibs Lage der hinteren Hand

Gelegentlich werden Sie feststellen, dass sich das Wärmegefühl ungleichmäßig ausbreitet. Es mag Stellen in der Tiefe geben, die mit Ihren Händen gar nicht kommunizieren. Das bedeutet meist, dass diese Zone sich aus der regulativen Interaktion aller Zellen und Gewebe bis zu einem gewissen Grad ausgeklinkt hat. Umso mehr lohnt es sich hier, den Kontakt über mehrere Tage immer wieder neu anzubieten. Dadurch geben Sie Ihrem Körper die Unterstützung, die er vielleicht braucht, um seine Eigenregulation optimal anzupassen.

Sobald sich unter der vorne anliegenden Hand das beschriebene angenehme Wärmegefühl eingestellt hat, können Sie Ihre andere Hand hinten auf das Kreuzbein legen. Falls Ihnen das Auflegen der Handfläche auf dem Kreuzbein Mühe bereitet, können Sie auch den Handrücken anlegen. Zunächst bauen Sie über die eigene Hand einen bewussten Kontakt mit den darunterliegenden Geweben und Organen auf.

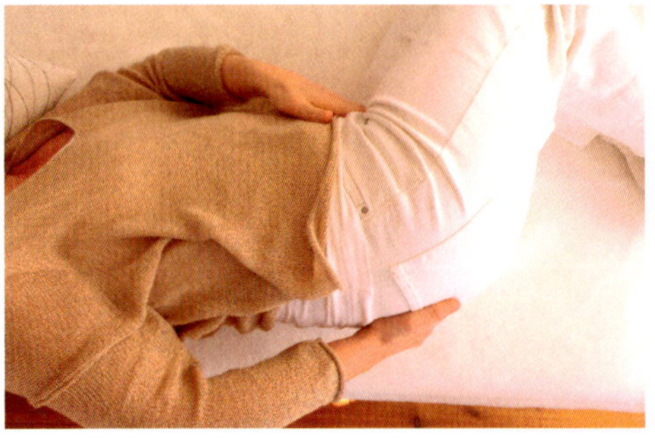

Abbildung 72 Entspannung des Beckens zwischen zwei Händen

Mit zunehmender Übung gelingt Ihnen der entspannende Tiefenkontakt hinten und vorne gleichzeitig. Ein angenehmes, entspannendes Wärmegefühl kann dann zwischen Ihren Händen Ihren ganzen Unterleib durchströmen.

Sollten Sie während des Kontaktes die Wahrnehmung haben, dass sich das Gewebe unter Ihrer Hand ganz leicht bewegt, dann folgen Sie diesen Bewegungen mit der Hand und unterstützen Sie diese.

5.10 CHAKREN

Chakren – eine Einführung

Sehr viele Frauen haben bereits praktische Erfahrungen mit dem Yoga gemacht und dabei nebenbei von den Chakren gehört. Unabhängig vom geistesgeschichtlichen Hintergrund des indischen Yoga und seinen Interpretationen können wir die Chakren einfach und effektiv für die Eigenbehandlung nutzen und zwar bei allen Problemstellungen, die den Unterleib betreffen. Wir alle sind unter anderem „elektromagnetische" Lebewesen. Unsere Haare stehen zu Berge, wenn wir einen Pullover ausziehen und kriegen „eine gewischt", wenn wir ein Metallgeländer berühren. In der Medizin messen wir Herzstromkurven, die Gehirnströme und die Nervenleitgeschwindigkeit als elektrische Ströme. Wenn wir die Chakren als ein Phänomen unseres elektromagnetischen Feldes interpretieren, dann zeigt sich eine Besonderheit. Es handelt sich um sich drehende Felder. So erklärt sich der ursprüngliche Name Chakra, der übersetzt „Rad" bedeutet. Diese Felder koordinieren die Strukturen und Funktionen unseres Körpers mit unseren sozialen und emotionalen Interaktionen in unserer Umwelt. Die Chakra-Energie wird immer dort aktiviert, wo eine erhöhte Anforderung an die Selbstorganisation besteht [24].

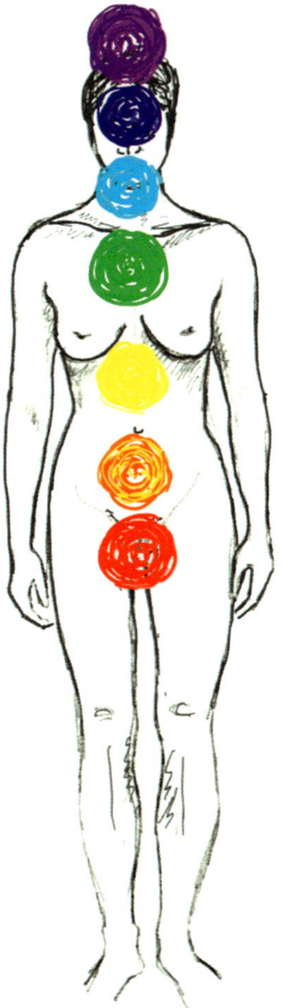

Abbildung 73 Lage der 7 Haupt-Chakren

Die drei untersten Haupt-Chakren – Lage, Bedeutung und Drehrichtung

Alle Chakren weisen eine genaue Lagebeziehung und spezifische Eigenschaften auf. Für unsere Zwecke konzentrieren wir uns auf die drei untersten Haupt-Chakren.

Das Wurzel-Chakra entspringt in der Steißbeinspitze und tritt am Damm an die Oberfläche. Es steht in besonderer Beziehung mit dem Beckenboden und allen Unterleibsorganen. Thematisch hat es unter anderem zu tun mit Gefühlen wie Selbstwert, Sicherheit, Geborgenheit in der Welt, Selbstvertrauen, Unversehrtheit.

Das Unterleib-Chakra entspringt der Mitte zwischen Bauchnabel und Schambein. Es wirkt auf die Organe des unteren Bauches und die untere Lendenwirbelsäule. Bei den Gefühlsbezügen handelt es sich vor allem um die Frage, ob „die Chemie stimmt", ob man einander „noch riechen kann". Darum ist es besonders aktiv im Kontext von Beziehungen und wird deshalb auch Sexual-Chakra genannt.

Das Solarplexus-Chakra entspringt in der Mitte zwischen Nabel und Brustbeinspitze. Es interagiert mit den Oberbauchorganen. Emotional drücken sich in ihm die Fähigkeiten aus, zuzupacken, lebenspraktisch Probleme anzugehen.

Die Drehrichtung der Chakren ist immer in beide Richtungen möglich, eine Richtung wird im Moment dominieren. Bei der nächsten Kontaktierung kann die Richtung aber die gegenläufige sein.

Anlässe für die Behandlung der Chakren

Da ein Chakra eine energetische Organisationsstruktur darstellt, die alle mit ihr verbundenen körperlichen Strukturen und deren Funktionen, sowie die einwirkenden emotionalen und sozialen Interaktionen aufeinander abstimmt, ist dem Einsatz der Chakra-Therapie kaum eine Grenze gesetzt. Gleichzeitig muss uns klar sein, dass diese Technik eine großartige Hilfe darstellt, jedoch natürlich kein Allheilmittel für alle Lebensfragen ist.

Nutzen Sie Ihre Chakren als Hilfe:

- Für die allgemeine Entspannung und Regeneration,
- zur Förderung der persönlichen Entwicklung,
- bei Kreuzschmerzen, Hüftbeschwerden, Schmerzen in den Beinen,
- wenn bei gesunden Eltern der Kinderwunsch unerfüllt bleibt,
- im Verlauf einer Schwangerschaft zur Erleichterung des Eintritts des Köpfchens in das kleine Becken, bei Wehenschwäche und vorzeitigen Wehen, zur Unterstützung der Muttermundöffnung aber auch zur Tonuserhöhung bei vorzeitiger Öffnungstendenz,
- bei Ängsten, Sorgen und Nöten, die uns sehr verunsichern, uns „den Boden unter den Füßen wegziehen“,
- nach Schock- und Trauma-Erfahrungen.

Vorbereitung und erste Schritte für die Chakra-Behandlung

Eine kleine Checkliste mag bei der Vorbereitung der ersten Selbstbehandlungen helfen:

- Eher tagsüber als am späten Abend üben, denn da ist man noch wach und aufmerksam,
- nicht mit zu vollem Bauch üben, oder wenn sich leicht drängend Darm oder Blase melden,
- Außenreize reduzieren – keine Musik, keine Duftlampen, Telefon und Handy ausstellen bzw. weglegen,
- eine Viertelstunde suchen, in der Sie nicht gestört werden.

Vergegenwärtigen Sie sich die Lage der drei Chakren. Da die Chakren an körperliche Strukturen gebunden sind, ist die anatomische Orientierung wichtig, um verwirrende Wahrnehmungen zu vermeiden:

Wurzel	über dem Schoß oder zwischen den Beinen
Unterleib	zwischen Schambein und Nabel
Solarplexus	zwischen Nabel und Brustbeinspitze – gelegentlich als doppeltes Chakra mit einem oberen und unteren Pol ausgeprägt

Beginnen Sie von der Basis aus mit dem Wurzel-Chakra. Falls hier keine klare Verbindung gelingt, gehen Sie weiter zum nächsten Chakra und so fort, bis Sie bei einem der Chakren eine klare Wahrnehmung haben. Danach können Sie es erneut mit dem Wurzel-Chakra versuchen. Nicht selten wird durch die Erstwahrnehmung klarer, worin das Kontakterleben besteht, welche Qualität es auszeichnet. Mit diesem Wissen gelingt dann der Kontakt mit Chakren, die uns zuvor wegen mangelnder Zuordnung oder zu geringer Wahrnehmungsdifferenzierung verborgen blieben. Etwa eine Handbreite bis eine Handspanne vom Körper ist die Interaktion am klarsten wahrzunehmen.

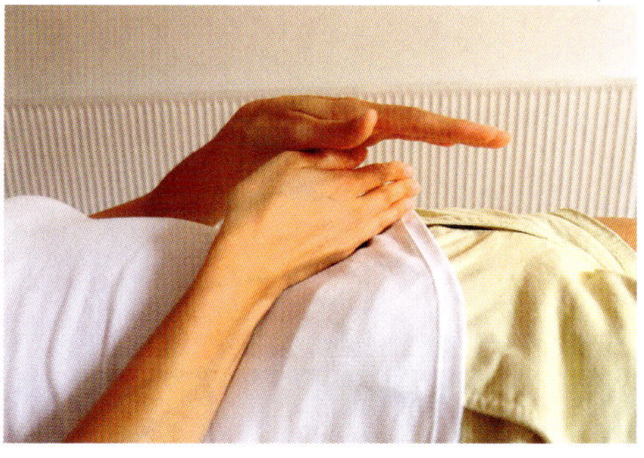

Abbildung 74 Kontaktabstand Handbreite

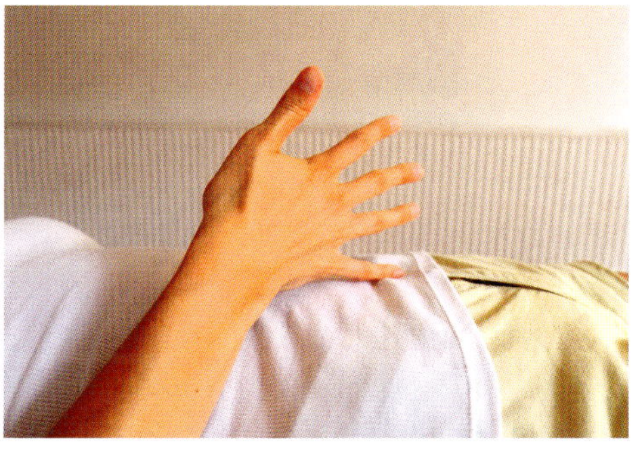

Abbildung 75 Kontaktabstand Handspanne

Chakren wahrnehmen und behandeln

Um Ihre Achtsamkeit zu erhöhen, reiben Sie zur Vorbereitung der Behandlung die Fingernägel und Handflächen aneinander.

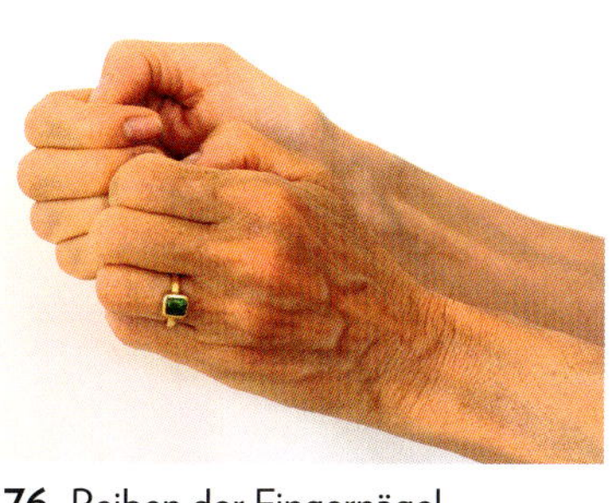

Abbildung 76 Reiben der Fingernägel

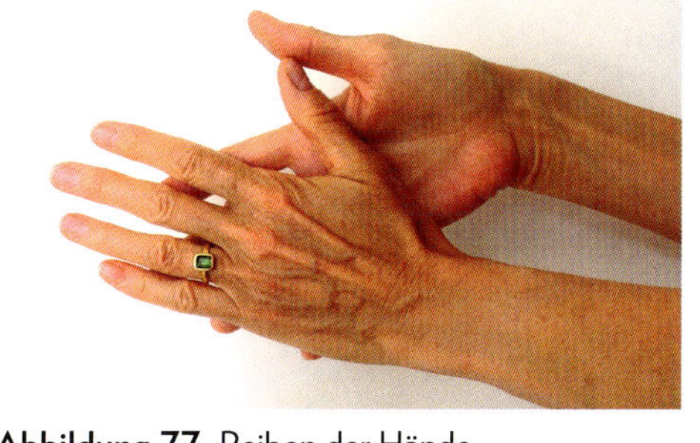

Abbildung 77 Reiben der Hände

Da wir kein spezielles Sinnesorgan für Energiewahrnehmungen besitzen, bietet es sich an, die Veränderung des eigenen Befindens oder der Beweglichkeit während des Chakra-Kontaktes als Leitlinien zu nutzen.

1. Am häufigsten nutzen wir die Kopplung des energetischen Aspektes der sich drehenden Chakren mit der Körperkoordination. Die Übende registriert, welche der beiden Kreisbewegungen mit der Hand ihr leichter fällt bzw. welche Richtung ihr angenehmer ist.

2. Zunächst erinnern wir die genaue Lage der Achse des Chakras. Es hilft zu Beginn, die eigenen Bewegungen in einem Spiegel zu verfolgen. So sieht man schnell, wenn sich andere Bewegungen als eine Kreisform entwickeln oder ob man immer wieder in eine Richtung abzuweichen beginnt.

3. Es gilt achtsam, jede kleine Veränderung unserer Befindlichkeit, unseres „So Seins" im Chakra-Kontakt zu registrieren. Die Drehung des Chakras beeinträchtigt den Bewegungsfluss und die Koordination meiner kreisenden Hand. Mal sperrt sich in der schwereren Richtung mehr die Hand, dann das Handgelenk oder die Schulter gegen die Bewegung. Sie spüren, wie sich Ihre Atmung ändert oder wie ein Druck im Bauch entsteht. Vielleicht nehmen Sie eine Änderung Ihres Atemflusses wahr oder bemerken einen Druck im Bauch.

4. Das Kreisen der Hand fällt leichter, wenn sie sich in der gleichen Richtung wie das Chakra dreht. Ausschlaggebend ist, dass wir die Richtungsprüfung bewusst mit dem Fokus auf das Chakra in Kontakt durchführen.

5. Beim Erleben der angenehmen Kreisbewegung fallen uns Worte ein wie: „frei, leicht, rund, warm, locker, fließend, einfach, wie von alleine, witziges Gefühl, tut irgendwie gut etc."

6. Sobald es gegen die Drehrichtung des Chakras geht, fallen uns andere Worte ein: „zäh, wie gegen einen Brei, ruckelig, unrund, weicht aus, kratzig, fühlt sich doof an, verwirrend, anstrengend, die Hand wird so schwer, lass doch mal locker etc."

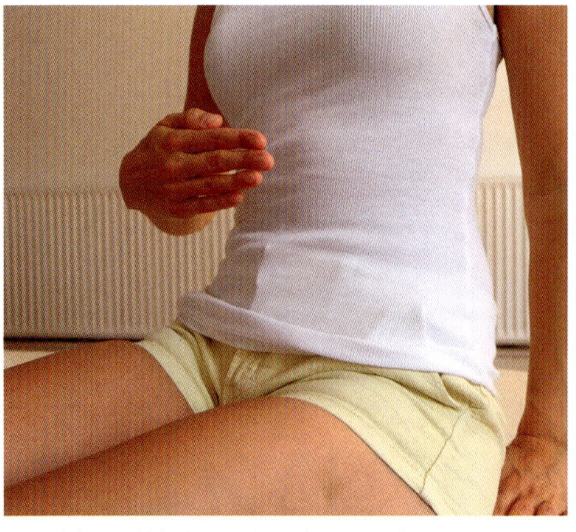

Abbildung 78 Kontaktaufnahme Solarplexus-Chakra im Sitzen

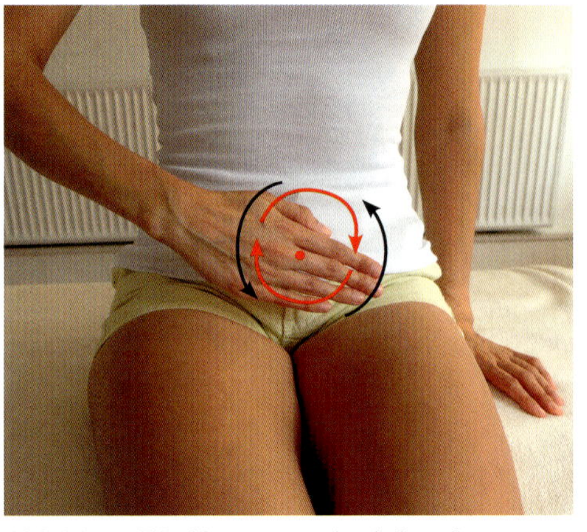

Abbildung 79 Kreisen um die Achse des Unterleib-Chakras in beide Richtungen

7. Wer sich unsicher ist, kann sich fragen: „Spüre ich auf die gleiche Art nichts?“ Fast alle stutzen, lachen, schütteln den Kopf und antworten verwundert: „Nein, ich spüre tatsächlich auf eine andere Art nichts!“ Jetzt gilt es nur noch, die Unterschiede herauszuarbeiten.

8. Jederzeit sind Richtungswechsel möglich, die für unsere Arbeit mit den Chakren wichtig sind. Wir betonen immer die jeweils aktuelle Vorzugsrichtung.

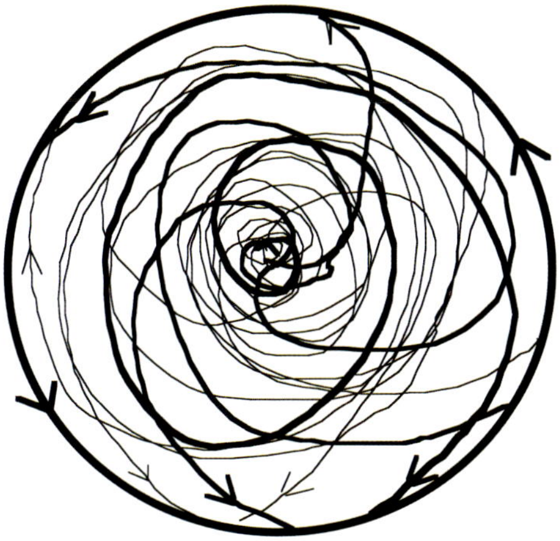

Abbildung 80 Wirbelfelder aus der Chakra-Mitte mit Dominanz entgegen des Uhrzeigersinns

9. Erregung und Aktivierung in einem Chakra gehen oft mit einer höheren Geschwindigkeit des Umlaufs einher. Entspannung ist eher begleitet von einem gelassenen ruhigen Kreisen.

10. Exzentrische oder ovale Bahnen sind ebenso wie eckige, asymmetrische Bewegungen ein Hinweis darauf, dass wir die Hand gegenläufig zur Chakra-Richtung führen.

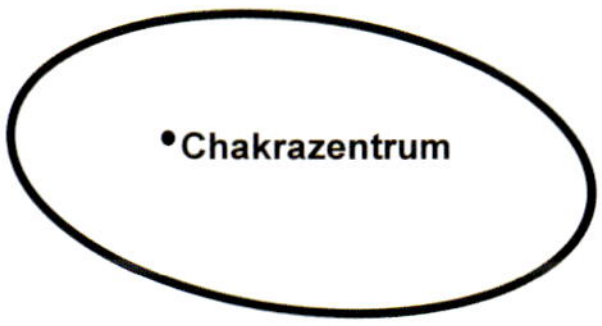

Abbildung 81 abgeflachtes exzentrisches Chakra

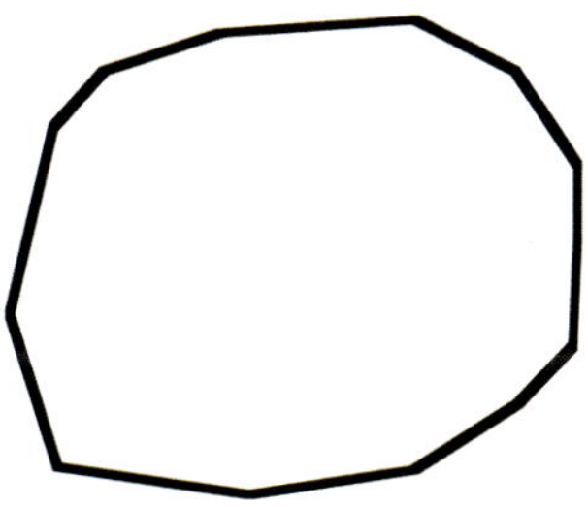

Abbildung 82 Abweichungen: eckig-hakende Form

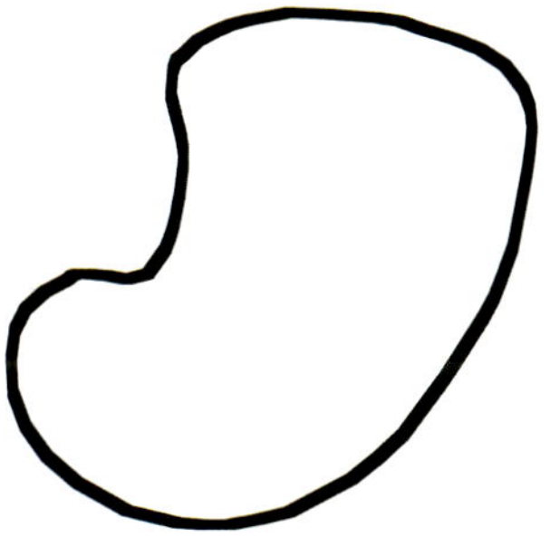

Abbildung 83 kreisähnliche Form

11. Die Behandlung selbst ist einfach. Wir unterstützen das Chakra, indem wir seine Drehung drei bis vier Mal begleiten und betonen. Das können wir mehrmals am Tag durchführen, wenn es uns guttut.

5.11 KRANIUMTECHNIKEN – DIE SELBSTBEHANDLUNG DES KOPFES

Einführung

Veränderungen am Schädel, vor allem an der Zahn-/Kieferregion, nehmen großen Einfluss auf das weibliche Wohlbefinden. Das erklärt sich aus den reflektorischen Wechselbeziehungen der Zähne mit den Organen des Unterleibs. Beim Betrachten der Abbildung 84 werden Sie entdecken, dass die Frontzähne beidseits im Ober- und Unterkiefer Reflexzonen für die Harnwege und den Genitaltrakt sind. Die Eckzähne und die ersten Backenzähne im Unterkiefer beeinflussen die Eierstöcke und die Brustdrüse.

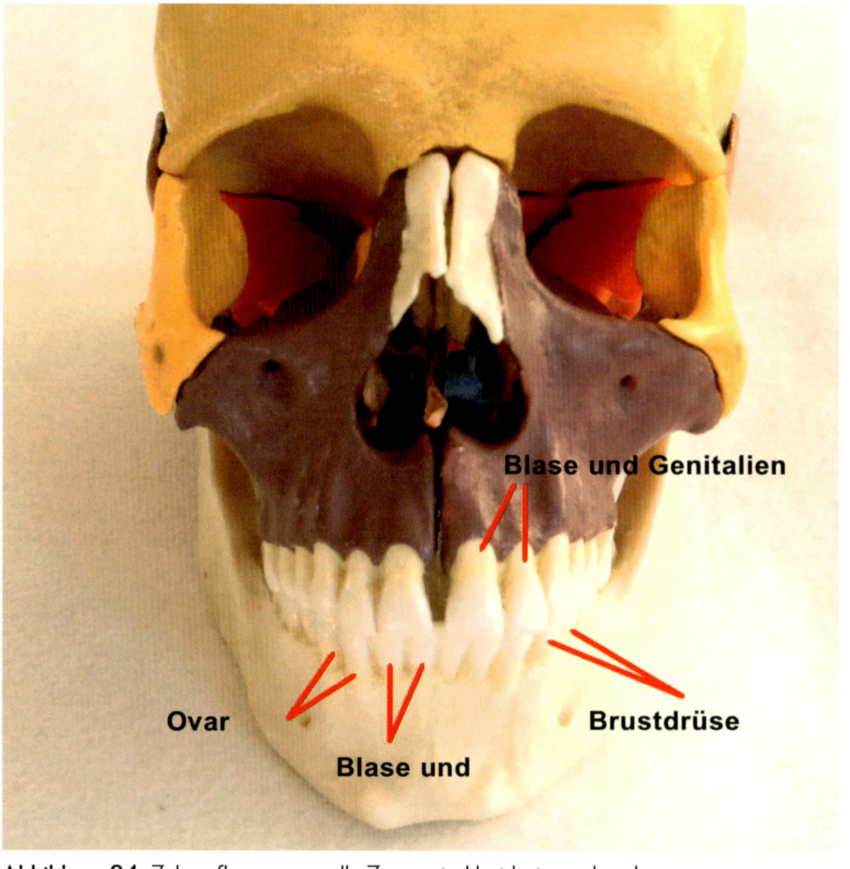

Abbildung 84 Zahnreflexzonen – alle Zonen sind beidseits vorhanden

Notwendige zahnärztliche Eingriffe beeinflussen die Mechanik und die Spannungsverhältnisse im Mundraum. Wegen der beschriebenen Reflexverbindungen sind ungeahnte Fernwirkungen möglich, deren Zuordnung eine große Herausforderung darstellt. Vor allem die Kieferorthopädie mit einem abschließend eingeklebten Draht, dem Retainer, und die Versorgung mit Brücken oder verblockten Kronen können Probleme bereiten.

Unser Lösungsansatz ruht auf drei Pfeilern:

1. Professionelle ortho-bionomische Kraniumbehandlung,
2. Kooperation mit dem Zahnarzt – falls notwendig mit der Entfernung des Retainers,
3. Selbstbehandlung des Gesichts und des Kopfes.

Das Ziel der Selbstbehandlung ist die Verbesserung der Anpassungsfähigkeit an die veränderten Bedingungen im Mundraum. Dabei kommt uns zugute, dass das kraniale System erstaunlich intensiv auf gezielte feine Außenreize reagiert. Zu betonen ist allerdings das Wörtchen gezielt. Schon das bewusste Ausdifferenzieren, wie wir die Kontaktqualität einer Berührung wahrnehmen, führt zu Anpassungsänderungen. Gezielt als Information wirkt eine Berührung durch das Sich-Bewusstmachen etwaiger Unterschiede [20].

Mit Hilfe welchen Sinneskanals Sie Ihre Eindrücke im Kontakt beschreiben, ist nicht wesentlich. Um Ihnen das Erspüren der Unterschiede leichter zu machen, stellen wir Ihnen einige häufig rückgemeldete Qualitäten vor:

- Eine Seite ist wärmer/kühler oder dunkler/heller als die andere,
- auf einer Seite drückt das Gewicht der Hand, auf der anderen Seite ist es gemütlich,
- rechts liegt die Hand flächig auf, links spüre ich nur einzelne Punkte wie Bergspitzen, die durch die Wolken herausragen. Auf diesen Punkten liegt die Hand hart auf,
- rechts ist alles ruhig, links spüre ich irgendwie Bewegungen,
- links ist der Kontakt einfach und klar, rechts ist so etwas wie ein Polster/ein Blatt Papier zwischen dem Gesicht und der Handfläche,
- links ist es OK, rechts mag ich das gar nicht.

Dagegen wird selbst ein deutlicher Druck von außen zum Beispiel durch einen Fahrrad- oder Motorradhelm wenig adaptive Qualitäten besitzen, weil unser Körper erkennt, dass seine Aufgabe jetzt alleine in der vorübergehenden Gewöhnung an diesen rein physischen Druck besteht. Dauerhaft einwirkende mechanische Kräfte durch Retainer, Brücken oder Zahnprothesen können wir natürlich nicht aufheben. Sie werden durch die Behandlung des gesamten Kopfes effektiver in die Abstimmung der Schädelmechanik integriert. Dadurch bessern sich viele Fernsymptome.

Wie bei einigen der anderen Techniken, so ist für die kraniale Selbstbehandlung wesentlich, dass wir uns Zeit dafür lassen, für eine ruhige Umgebung sorgen und bereit sind, die Techniken einige Tage zu wiederholen, bevor wir ihre Wirkung beurteilen.

Selbstbehandlung an Gesicht und Kiefer

Globale Entlastung

Zuerst legen wir beide Hände auf das Gesicht und stellen uns die Frage, ob sich das Auflegen der Handflächen beidseits gleich anfühlt. Um diese Frage wirklich beantworten zu können, bedarf es ein klein wenig Zeit. Wer sich schwertut mit einer klaren Antwort, kann erst eine Hand auf die rechte Seite des Gesichts legen und danach das Gleiche links wiederholen. Die neue Frage lautet jetzt: „Spüre ich auf beiden Seiten auf die gleiche Art nichts?“ Wenn jetzt in Ihrem Bewusstsein Sätze auftauchen wie: „Na ja, irgendwie war das doch nicht ganz gleich, aber ich weiß nicht recht, wie ich das beschreiben soll …“, dann sind Sie schon auf einem sehr guten Weg. Differenzieren Sie jetzt die vagen Unterschiede immer besser aus. So können Sie sich fragen, wie sich der Kontakt mehr im Stirn- im Vergleich zum Kieferbereich beschreiben lässt.

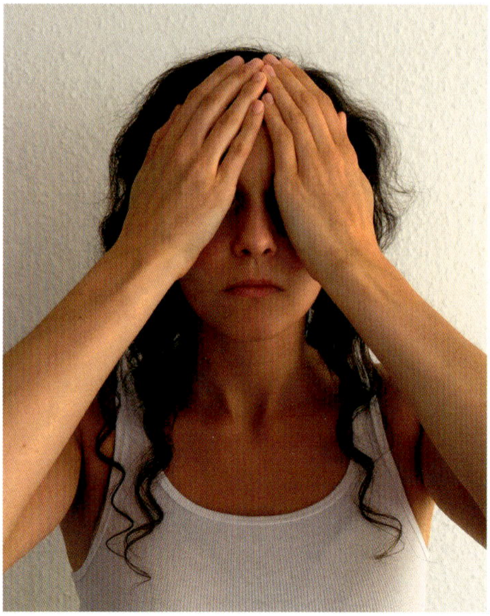

Abbildung 85 Hände auf dem Gesicht mehr im Stirnbereich

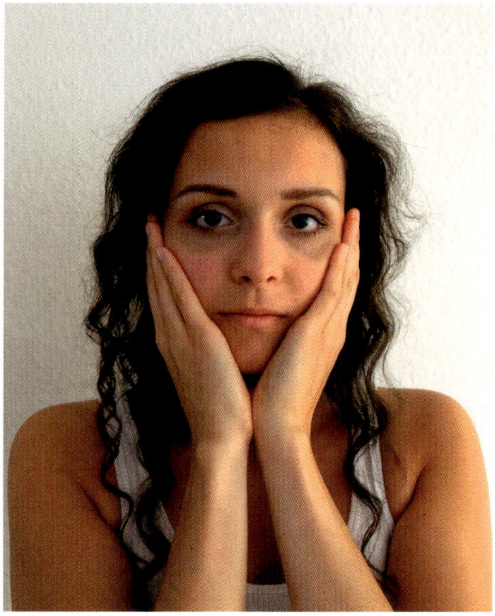

Abbildung 86 Hände auf dem Gesicht mehr im Kieferbereich

In einem zweiten Schritt stellen Sie sich bitte vor, Ihre Hände würden wie Magnete an den Knochen des Gesichtsschädels andocken. Danach verschieben Sie erst eine, dann die andere Hand jeweils ein Mal zart in Richtung Stirn und danach in Richtung Kinn. Gibt es Unterschiede in der Klarheit des Andockens, in der Verschiebeelastizität einer Seite oder in eine der Richtungen? Mit dieser Bewegung prüfen wir die relative Beweglichkeit der Knochen entlang der in der Mittellinie liegenden Knochenfugen. Wählen Sie die Richtung, die Ihnen besonders angenehm ist und halten Sie dann die Endposition einige Atemzüge lang.

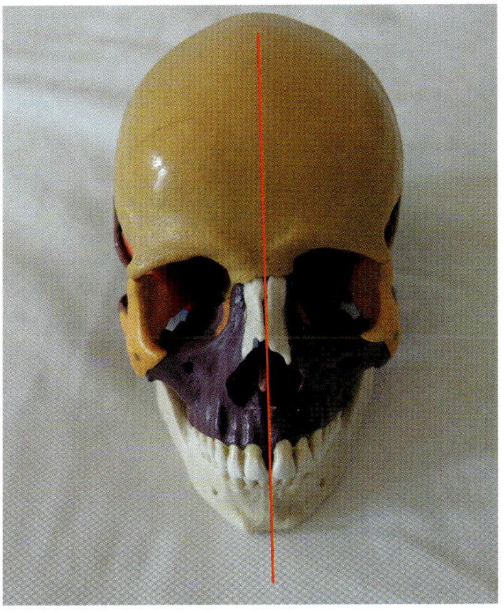

Abbildung 87 Schädel mit Mittellinienfuge

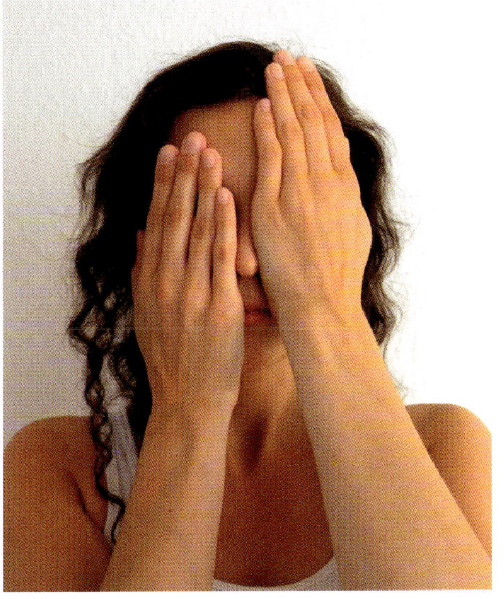

Abbildung 88 Paralleles Verschieben einer Hand gegen die andere

Sehr angenehm und entspannend ist immer wieder das aufeinander Zuführen der Hände im Tiefenkontakt mit den Knochen. Das kann man sowohl in den Grundpositionen versuchen wie auch aus der gehaltenen angenehmen Verschiebeposition. Denken Sie immer daran, dass es bei diesen wohltuenden Techniken nicht um kräftiges Manipulieren des Schädels geht, sondern um ein aufmerksames und achtsames Angebot, feine Unterschiede zu entdecken und wortwörtlich wahrzunehmen. Alle Bewegungen werden deshalb fließend und entspannt angeboten.

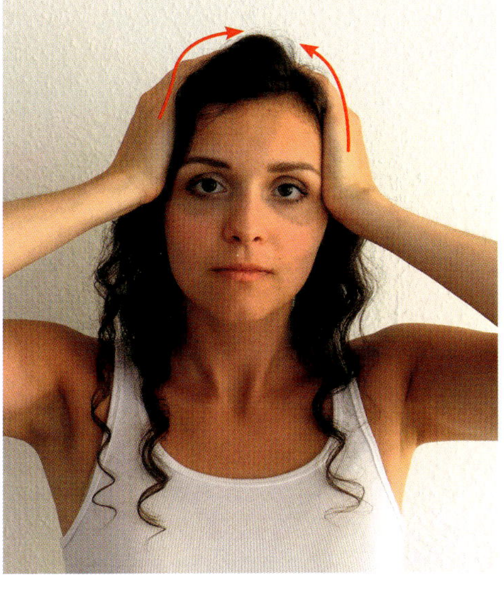

Abbildung 89 Die Hände bewegen die oberen Schädelhälften in einer Bogenbwegung aufeinander zu

Entlastung am Kiefer

In einem zweiten Schritt legen Sie jetzt die Fingerspitzen beider Hände nebeneinander zuerst auf den Oberkiefer oberhalb der Zahnreihe, dann auf den Unterkiefer unterhalb der Zahnreihe.

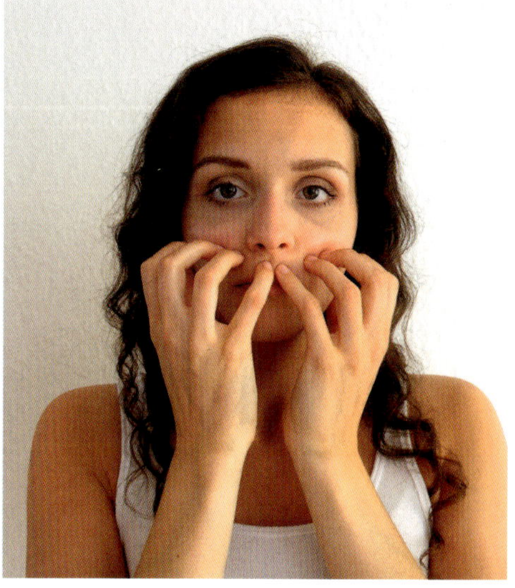

Abbildung 90 Finger auf dem Oberkiefer

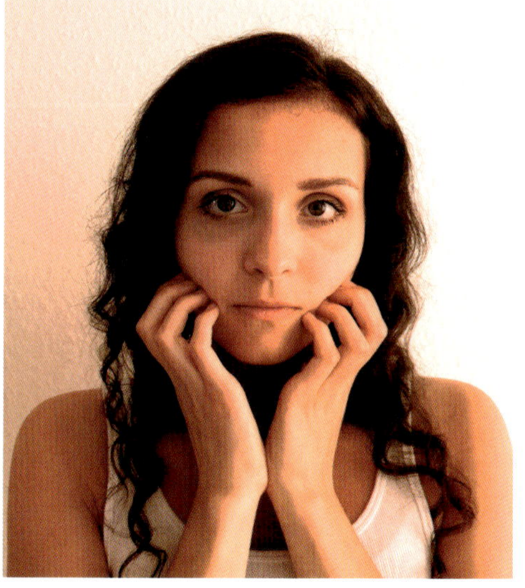

Abbildung 91 Finger auf dem Unterkiefer

Wenn sich der Kontakt mit dem Kiefer insgesamt für Sie eher verwirrend anfühlt, dann lohnt es sich, von der Mitte ausgehend den Qualitäten Fingerbreite für Fingerbreite von Zahn zu Zahn nachzuspüren. Ein Brückenpfeiler – das ist ein Zahn, an dem eine Brücke verankert ist – kann gestresst und prominent imponieren, oder auch als kaum wahrnehmbar völlig in den Hintergrund treten. So gibt es die unterschiedlichsten Eindrücke. Vielleicht wissen Sie ja, ob es mit diesem oder jenem Zahn besondere Schwierigkeiten, Unfälle oder Behandlungen gegeben hatte. Gerade bei Jugendlichen mit einer Spangenversorgung oder einem Retainer findet man häufig sehr unterschiedliche Befunde, da die Zähne aus ihrer naturgegebenen Position an eine neue Stelle oder in einen anderen Winkel geschoben wurden.

Bei losen Spangen sollte die Selbstbehandlung mit der Spange im Mund angeboten werden. Damit unterstützen Sie die Maßnahmen der Kieferorthopädie und die gewünschten Veränderungen im Biss können schonender und besser integriert erreicht werden. Selbst wenn man es sich anfangs nicht vorstellen kann: Schon das bewusste Wahrnehmen verändert die Anpassungsfähigkeit. Kinder und Jugendliche, die wir in unserer Praxis behandeln, berichten, dass nach dem Nachstellen der festen Spange durch unsere Behandlung das Beißen nicht mehr wehtut wie sonst immer. Auch die sonst so häufigen Kopfschmerzen nach einer Umstellung verschwinden durch die Behandlung des Schädels.

Aus der Ausgangslage mit den Fingern am Ober- und Unterkiefer heraus können Sie die Schubentlastung zur Mittellinie hin anbieten und diese gegebenenfalls wieder einige Atemzüge lang halten. Am Oberkiefer empfiehlt sich ergänzend (Abb. 88) das Verschieben zur Stirn hin und dann in Richtung Kinn.

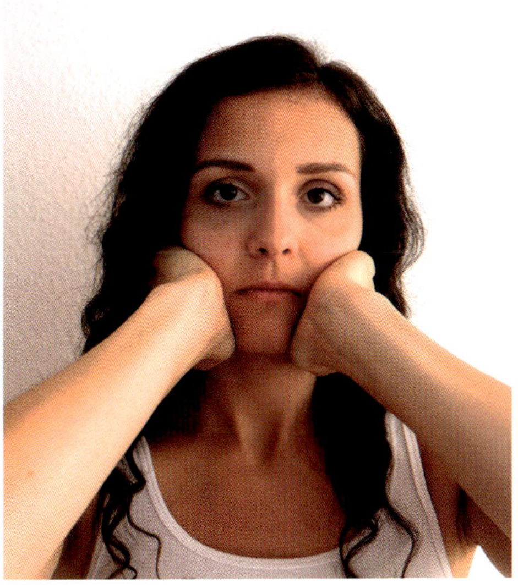

Abbildung 92 Schub an beiden Oberkieferknochen zur Mitte hin

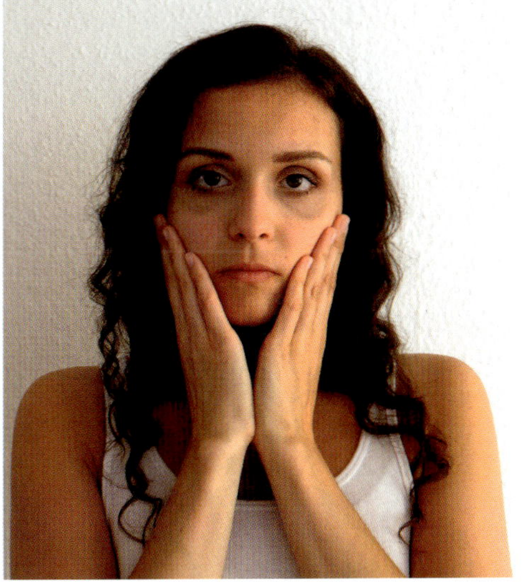

Abbildung 93 Verschieben der Unterkieferhälften zur Mitte hin

Behandlung des Schädels

Gewölbehalt

Für den sogenannten Gewölbehalt legen Sie Ihre Hände wie beim Gesicht auf Ihren Kopf. Je nachdem, ob wir eine andere Person mit einem deutlich kleineren Kopf oder uns selbst behandeln, brauchen wir zwei bis drei Positionen. In der ersten Position liegen die Hände so weit vorne, dass sie die Stirn mit bedecken. In der zweiten Position bedecken wir mit den Händen die Scheitelregion über den Ohren. Bei der dritten Position bedecken unsere Hände schließlich unser Hinterhaupt.

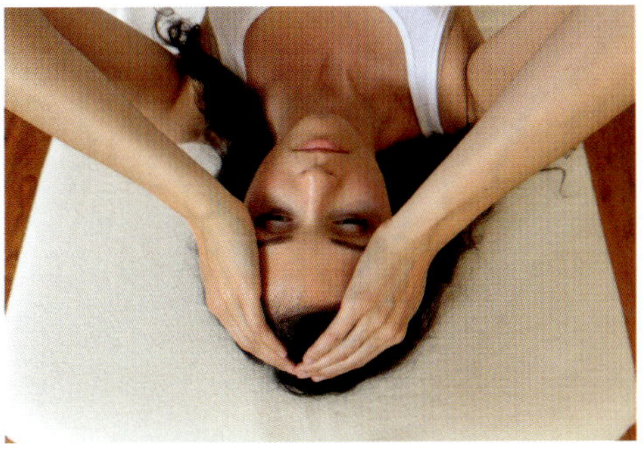

Abbildung 94 Gewölbehalt an der Stirn

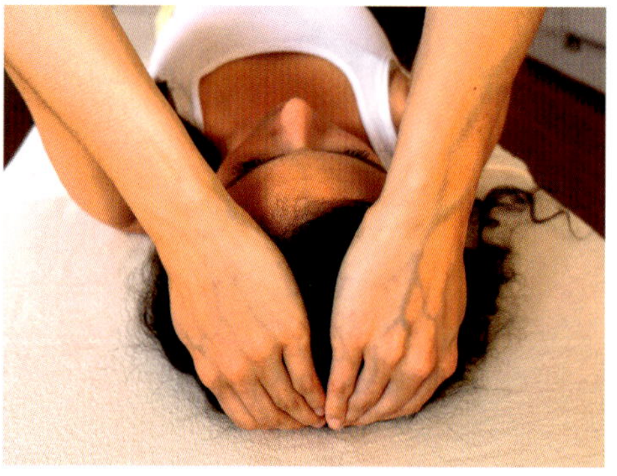

Abbildung 95 Gewölbehalt am Scheitel

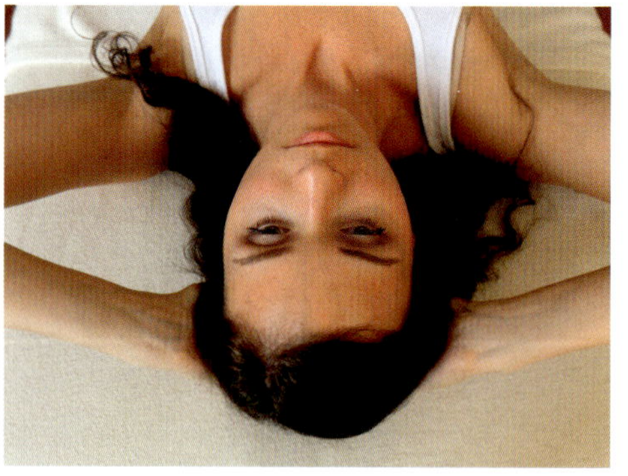

Abbildung 96 Gewölbehalt am Hinterhaupt

In jeder der drei Positionen lassen wir wieder unsere Eindrücke im Kontakt auf uns wirken. Fühlt sich das Auflegen der Hände symmetrisch an? Wenn es für uns nur unklare Seitendifferenzen sind, können wir wieder erst die eine Hand anlegen und danach im Vergleich die zweite Hand. Vergessen Sie nicht: Mit dem begrifflichen Klären der Unterschiede wird auch das Selbstregulationsangebot für unseren Körper klarer.

Schädelfedern – das „Kopfknautschen“

Bei diesem abschließenden Schritt der Selbstbehandlung werden wir deutlich aktiver. Es geht um die Federungselastizität der Schädelknochen und der sie verbindenden Nähte. Zur leichteren Orientierung teilen wir den Kopf von oben gesehen in vier Quadranten auf.

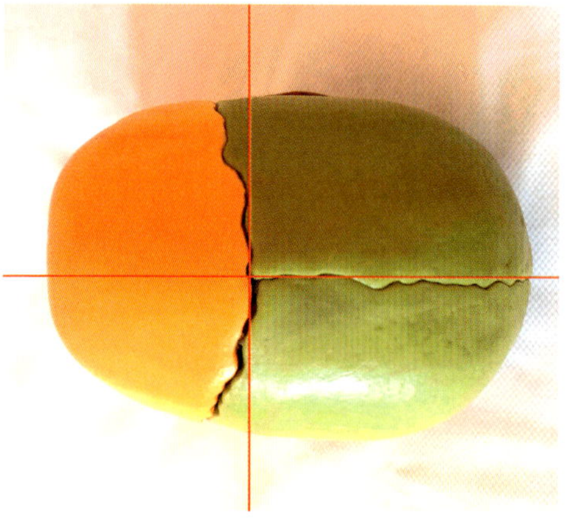

Abbildung 97 Schädel von oben mit Quadrantenaufteilung

Ausgangslage sind die Positionierungen des Gewölbehalts. Ausgehend von der Handanlage im Stirnbereich bieten wir mit den Handballen rhythmisch federnde weiche Schubimpulse der Ballen an, die aufeinander zu und in Richtung Schädelmitte gehen. Ist dieses „Knautschen“ frei und angenehm möglich? Gibt es Seitenunterschiede? Mit derselben Technik wenden wir das „Knautschen“ in der Scheitelregion und am Hinterhaupt an. Zum Schluss folgt das Federn in den Diagonalen zwischen dem rechten und dem linken Stirnareal und dem Hinterhaupt links sowie der linken Seite der Stirn und dem rechten Hinterhaupt. An den Stellen und in den Richtungen, an denen das Federn angenehm empfunden wird, wiederholen wir das weiche Federn einige Male.

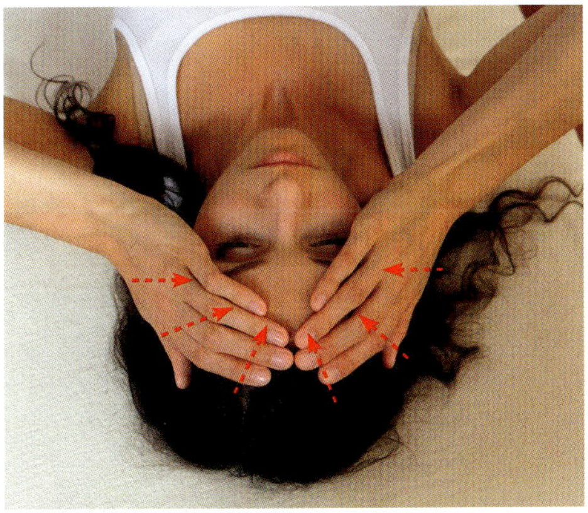

Abbildung 98 Schädelfedern im Stirnbereich

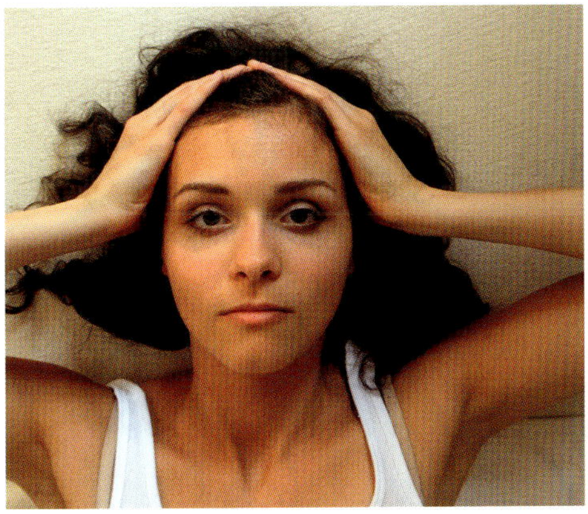

Abbildung 99 Schädelfedern im Scheitelbereich

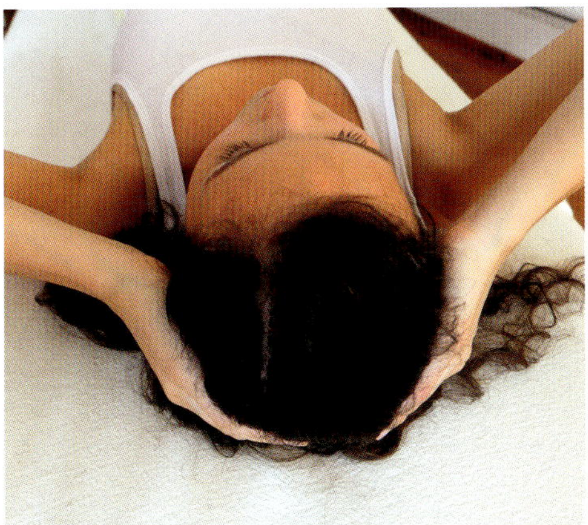

Abbildung 100 Schädelfedern am Hinterhaupt

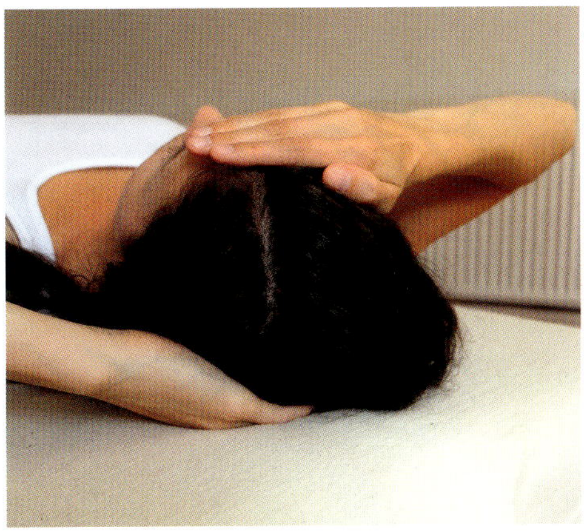

Abbildung 101 Schädelfedern in der Diagonale rechts vorne – links hinten

5.12 VON KNEIPP BIS SEXUALITÄT – DIE ORDNUNGSTHERAPIE

Hintergründe

Das etwas altmodisch klingende Wort Ordnungstherapie war über Jahrhunderte ein zentraler Begriff im medizinischen Denken. Es entstammt dem griechischen Wort Diaita, aus dem der deutsche Begriff Diät entstanden ist. Angesichts des Fehlens fast aller Errungenschaften der modernen Medizin ging es um die Kernfragen: Was muss ich tun, um gesund zu bleiben und was, um wieder gesund zu werden? Wie bleibe ich und wie komme ich wieder in Ordnung [18]?

Weit verbreitet war die Ordnungstherapie von Pfarrer Sebastian Kneipp, die auf fünf Säulen beruhte [9]:

1. Kälte- und Wärmeanwendungen meist in Verbindung mit Wasser,
2. ausreichend Bewegung,
3. ausgewogene, gesunde Ernährung,
4. bewusste Lebensführung, die zu körperlicher, emotionaler und seelischer Ausgeglichenheit führt,
5. Pflanzenheilkunde.

In der wissenschaftlichen Medizin herrscht heute Einigkeit darüber, dass sämtliche Grundpfeiler der Kneipp'schen Ordnungstherapie unverändert die Basis für die Gesundheit der Menschen darstellen. Die Pflanzenheilkunde spielt hier eine gewisse Sonderrolle. Jeder dieser Ordnungsfaktoren – man nennt sie unspezifisch, weil sie allgemein und vielfältig wirksam sind – ist entscheidend für unser Wohlbefinden. Da unsere Aufgabe nicht darin besteht, eine Anleitung für die Ordnungstherapie zu geben, wollen wir uns auf einige exemplarische Aspekte für unsere engere Thematik beschränken.

Wärme- und Kälte-Anwendungen – Stärkung der vegetativen Selbstregulation

Im Kapitel zu den anatomischen Grundlagen und den Bindegewebszonen haben wir die Zusammenhänge zwischen der Temperaturregulation der Reflexzonen der Körperoberfläche und der Durchblutung und Aktivität der inneren Organe im Bereich des kleinen Beckens beschrieben. Neben der gezielten Einwirkung auf einzelne Organe finden wir maßgebliche Allgemeineffekte. Das Training mit Kalt- und Warmreizen verbessert die Reaktionsfähigkeit des vegetativen Nervensystems, unterstützt den Zellstoffwechsel, hemmt Entzündungen, lindert Schmerzen und fördert die

Immunabwehr. Im Internet finden Sie unter www.kneipp-wassertherapie.de/Kneipp_Wasseranwendungen.pdf eine gute Anleitung für die wichtigsten Kneippanwendungen (2).

Lokale Wärmeanwendungen

Wärmflaschen auf dem Unterleib oder auf dem unteren Rücken, feuchtheiße Wickel sowie warme Sitzbäder wirken wohltuend und entspannend auf die Unterleibsorgane. Zum besseren Verständnis möchten wir klarstellen, dass die Wärme nicht in die Tiefe eindringt, sondern nur reflektorisch über die Oberfläche wirkt. Schon in einem Zentimeter Tiefe bleibt die Körpertemperatur immer konstant. Darum nützt es wenig, die Temperatur immer mehr zu erhöhen. Weil wir uns rasch an hohe Temperaturen gewöhnen, drohen bei häufiger Anwendung sehr heißer Wärmflaschen langfristig unschöne Hautverfärbungen und Verbrennungen. Sowohl die Farbveränderungen als auch die Narben brauchen lange Zeit, bis sie wieder verschwinden. Im Kapitel Mode sprechen wir noch ausführlich über die Bedeutung der Kleidung für den Wärmehaushalt der Haut und das Wohlbefinden in der Region des Unterleibs.

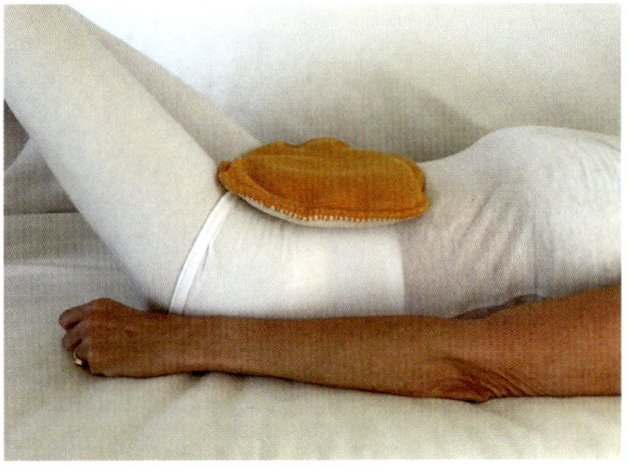

Abbildung 102 Wärmflasche trocken

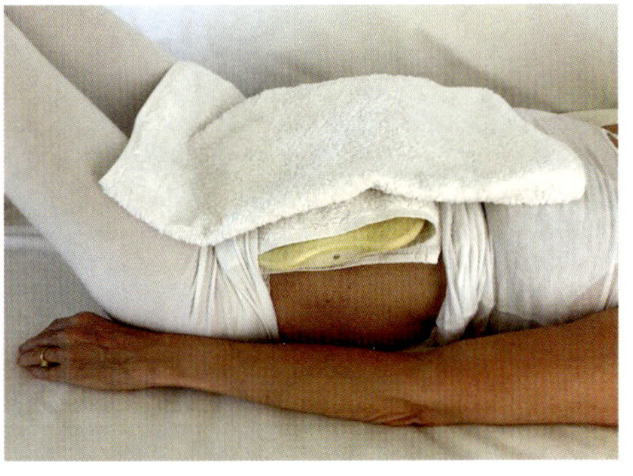

Abbildung 103 Feucht-heisser Wickel

Mit einem feucht-heißen Wickel entfaltet sich die Wärmewirkung rascher und intensiver. Dabei wird die Wärmflasche mit einem feucht-heißen Tuch umwickelt. Darüber legen Sie ein trockenes Handtuch und können sich zusätzlich mit einer Bettdecke zudecken.

Prinzipiell ist die Anwendung von Wärme wohltuend bei krampfartigen Unterleibsschmerzen, bei Harnwegsreizungen, Rückenschmerzen und Minderdurchblutung der Haut im Unterleib oder am Rücken und gleichzeitigem unangenehmem Kältegefühl.

Güsse, Bäder und Reibungen

Vielfältiger einsetzbar als die reinen Wärmeanwendungen sind für die Selbstbehandlung die Kälteanwendungen beziehungsweise Wechselanwendungen von kühl und warm.

Waschungen

Zu den mildesten Reizen, die bei großer Empfindlichkeit, vegetativer Labilität und Erkältungsneigung zu empfehlen sind, gehören die Waschungen und Reibungen. Dafür braucht man einen etwas rauen Waschlappen und kaltes Wasser. Mit dem Waschlappen, den wir vorher ins kalte Wasser gehalten und ausgewrungen haben, können wir am Morgen zunächst die Unterarme, dann die Oberarme beidseits abreiben. Dasselbe wiederholen wir an den Unter- und Oberschenkeln. Jedes Mal, wenn wir den Lappen nicht mehr als kühlend wahrnehmen, wird er erneut unter das kalte Wasser gehalten und ausgewrungen. Diese milden Kältereize eignen sich nach mehrtägiger Gewöhnungszeit auch zur Anwendung an den Reflexzonen der Unterleibsorgane.

Bäder

Wechselfußbäder sind beruhigend, vegetativ ausgleichend und stärkend für das Immunsystem des Unterleibs. Zudem sind sie einfach zu Hause anzuwenden. Dafür brauchen Sie einen Eimer bzw. eine Fußwanne mit körperwarmem Wasser (36°-38°C) und ein Gefäß mit kühlem Wasser (16°-22°C). Die langen Warmfußbäder über 5 bis 10 Minuten wechseln sich ab mit kurzen Kaltreizen von 10 bis 15 Sekunden.

Warme Sitzbäder in einer großen Schüssel stärken die Durchblutung des Unterleibs. Durch Zusatz von Gerbstoffen, angefangen mit Schwarzteebeuteln bis hin zu gerbstoffhaltigen Extrakten wie Walnussblättertee oder Tannolact®, erreichen Sie eine Beruhigung von Entzündungen und Reizungen der Haut im Schritt und an den oberflächlichen Schleimhäuten des Afters und der äußeren Genitalregion.

Eine Sonderform der Wärmeanwendung bei Zyklusstörungen und unerfülltem Kinderwunsch sind Vollbäder mit Naturmoor, die man in Moorkurorten bekommen kann. Hier wirken Wärme und hormonähnliche Inhaltsstoffe des Naturmoores zusammen.

Güsse

Anleitungen der bekannten Arm- und Bein-Güsse finden Sie im Internet u. a. in der genannten Quelle. Diese Güsse wirken positiv auf Kreislauf, Immunsystem und alle rhythmischen Vorgänge unseres Körpers.

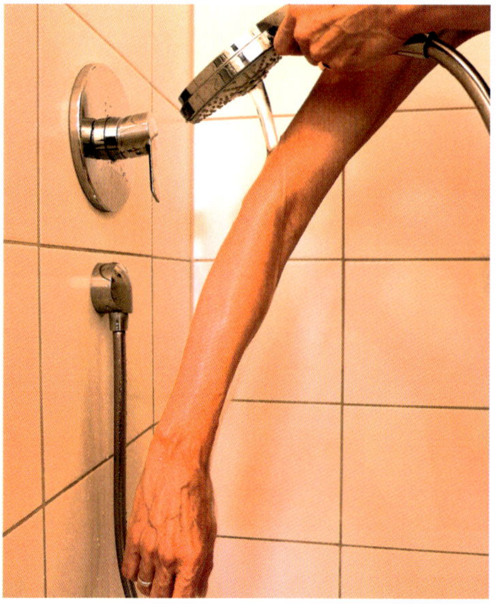

Abbildung 104 Armguss

Reibewaschungen in der Genitalregion

Neben Reibesitzbädern, bei denen durch die Abreibung der Haut mit einem rauen Waschlappen unsere Reflexzonen intensiver stimuliert werden als durch das reine Bad, gibt es noch die Reibewaschung speziell für die Genitalregion. Wie bei der üblichen Waschung verwenden wir wieder einen kalten und feuchten Waschlappen. Das Besondere ist die Strichführung in einer 8er-Schlaufe um die Scheide und den After herum. Wir wiederholen diese Waschung acht bis zehn Mal, wobei der Waschlappen zwischendurch mit frischem Wasser gekühlt wird. Diese Reibewaschung hilft besonders intensiv das Immunsystem zu unterstützen und reflektorisch die Unterleibsorgane zu stärken.

Bewegung und Sport

Sport, insbesondere Ausdauer- und Kraftsport, in einem vernünftigen Wechsel ist unterstützend für eine Vielfalt körperlicher Funktionen. Er stärkt unser körperliches und seelisches Wohlbefinden auf vielen Ebenen. Gefährlich sind zu häufiges und schnelles Training. Frauen dürfen sich immer wieder vergewissern, ob sie das Training in einer Art und Weise durchführen, die ihnen Spaß macht und körperlich guttut.

Ausdauersport und gezielte Kräftigung

Ausdauersport mit Intervallen von wöchentlich drei bis vier Mal je 45 Minuten fördert die Gesundheit unspezifisch, aber effektiv. Die gezielte Kräftigung in der Funktion verbessert Haltung, Beweglichkeit und Stabilität der Wirbelsäule. Die in den einzelnen Segmenten entspringenden Nervengewebe werden entlastet und die Selbstregulation der Unterleibsorgane unterstützt. Als Übungsanleitung empfehlen wir Ihnen zum Beispiel Lehrvideos mit Corinna Frey. Diese finden sich in YouTube. Corinna Frey leitet Sie schonend und zielgerichtet mit verschiedenen Übungen zur Kräftigung des gesamten Körpers an.

Beckenbodentraining

Eine Anleitung für ein gutes Beckenbodentraining finden Sie im Kapitel der intravaginalen Behandlung. Die große Herausforderung besteht darin, nach der Anbahnung der Selbstwahrnehmung die Kräftigungsübungen mit zunehmender Dauer zu trainieren. Nur dann können wir ohne großes Nachdenken automatisiert eine gute Beckenbodenspannung bei besonderen Belastungen, wie bei Sprüngen oder Hustenstößen, abrufen.

Ernährung

Gesunde Ernährung – was ist das?

Auch die Ernährung hat Einfluss auf Beschwerden im Unterleib. Blähungen lassen den Rumpf aufschwellen, führen zu vermehrtem Hohlkreuz und verändern so die ganze Körperstatik. Ein Mangel an Ballaststoffen kann zu Verstopfung führen, was dann durch Pressen beim Stuhlgang den Beckenboden belastet oder die Periodenschmerzen verstärkt. Der Verzehr von allzu viel raffinierten Mehlen und Zucker kann eine latente Übersäuerung der Gewebe mehren und dadurch die Schmerzempfindlichkeit erhöhen. Da es keine definierbare, wie auch immer geartete gesunde Ernährung gibt, muss jede Frau für sich selbst herausfinden, was ihr gut bekommt. Gesunde Ernährung können wir nicht definieren, weil die Menschen sehr anpassungsfähig sind und ihre Verdauung, nicht zuletzt durch die darauf abgestimmte Darmflora, an kulturell unterschiedliche Gegebenheiten angepasst ist. Eiweißlastige Nahrung ist deshalb genauso gesund oder ungesund wie eine kohlenhydratbasierte Kost.

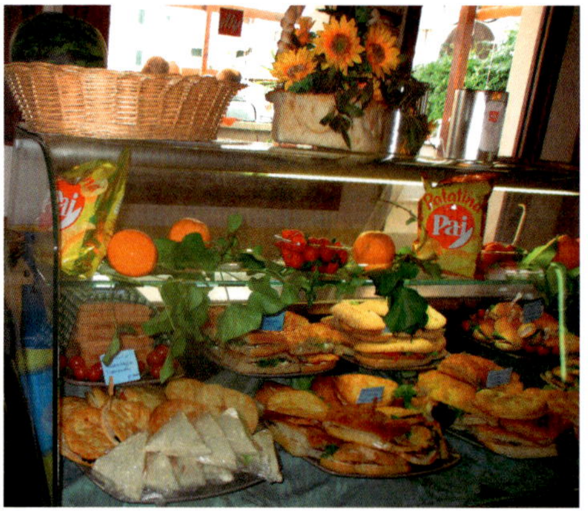

Abbildung 105 Gesunde Ernährung – was ist das?

Was wenig förderlich ist, lässt sich schon besser definieren. So weit wie möglich sollten wir vorgefertigte Mahlzeiten vermeiden. Eine überkalorische Ernährung führt zu Übergewicht und damit unter anderem zu einem erhöhten Innendruck des Bauchraumes. Als gründliche Einführung in dieses Thema empfehlen wir das Buch „Fettlogik überwinden" von Nadine Hermann [7]. Über die Vorzüge des sparsamen Zuckerverzehrs haben wir bereits gesprochen. Soweit es finanziell und organisatorisch machbar ist, sollten unsere Nahrungsmittel der Jahreszeit entsprechen, aus der näheren Umgebung kommen und möglichst nach biologischen Gesichtspunkten produziert worden sein. Antibiotika und Stresshormone im Fleisch bergen bei andauerndem Verzehr noch wenig geprüfte Langzeitrisiken ebenso wie die unnötige Zufuhr von Insektiziden, Pestiziden, Geschmacksverstärkern, Farb- und Konservierungsmitteln. Auch die Saisonalität und die Produktionsbedingungen zeigen ihre Wirkung. Beispielsweise wurde in einem Bio-Spinat ein für kleine Kinder nicht zulässiger Nitratgehalt gefunden. Die Pflanzen wuchsen im Winter unter Gewächshausbedingungen und hatten nicht genügend Sonnenlicht zum effektiven Nitratumbau bekommen.

Trinkmenge

Für eine geregelte Ausscheidung von ausscheidungspflichtigen Substanzen, auch Schlackenstoffe genannt, brauchen wir eine ausreichende Wasserzufuhr. Wenn wir uns vor Augen führen, dass wir im Tagesverlauf etwa einen Liter Wasser abatmen und zusätzlich Flüssigkeit über Schweiß verlieren, dann wird klar, dass eine Trinkmenge von eineinhalb Litern zu knapp ist. Getränke wie Schwarz- und Grüntee, Kaffee und Kräutertees mit Brennnessel, Löwenzahn, Birkenblättern etc. regen die Nierentätigkeit an und entziehen so dem Darm die für die Verdauung notwendige Flüssigkeit. Lokale Übersäuerung und Verschlackung senken die Schmerzschwelle und erhöhen die Entzündungsneigung. Sichtbar wird dies durch die Neigung zu blauen Flecken. „Mein Mann braucht mich nur einmal fest am Arm zu fassen, ich habe sofort blaue Flecken". Deshalb können menstruationsabhängige Beschwerden und andere Schmerzsyndrome, zum Beispiel Spannungskopfschmerzen, Migräne und Muskelschmerzen, durch eine erhöhte Trinkmenge gelindert werden.

Lebensordnung – der Lebensrhythmus und die Stressbewältigung

Ein wohlgeordneter Wechsel von Anstrengung und Erholung, von Anregung und Entspannung fördert unsere Gesundheit und unser Wohlbefinden. Der weibliche Zyklus ist ein elementarer Ausdruck des Rhythmus unserer biologischen Uhr und unserer inneren Rhythmen. Veränderliche Periodenzyklen, ungewöhnliche Beschwerden und Empfindungsveränderungen im Zusammenhang mit unseren Geschlechtsorganen sollten aufhorchen lassen. Stimmt etwas nicht mit meinen Lebensrhythmen, habe ich zu viel Stress und wenn ja, welchen? Der komplett ausfallende Periodenrhythmus ist ein Alarmsymptom unserer Biologie. Eine Frau wird sich vernünftigerweise nur dann fortpflanzen, wenn die äußeren Gegebenheiten einigermaßen stimmen. Bei der Stressamenorrhoe – dem Ausbleiben der Regelblutung – von Frauen in Arbeitslagern oder Gefängnissen signalisiert der Körper durch das Einstellen von Eisprung und Blutung, dass die betroffenen Frauen unter diesen Umständen keine Kinder bekommen sollten. Schon lange bevor die Periode unter maximalem Stress ganz aufhört, zeigen sich die ersten funktionellen Störungen. Die Zykluszeiten verschieben sich, es kommt noch zur Regelblutung aber nicht mehr zum Eisprung, das befruchtete Ei mag sich bei einer ansonsten gesunden Frau nicht einnisten. Unerfüllter Kinderwunsch sollte deswegen zuallererst Anlass geben, die eigene Lebenssituation auf den Prüfstand zu stellen und nach Ressourcen zu suchen.

Eine extrem hohe und sehr langanhaltende Reizdichte bestimmt heute den beruflichen Alltag vieler Menschen. Das betrifft sowohl den Arbeitsplatz wie auch die anstrengende Anfahrt in dichtem Berufsverkehr oder in überfüllten Verkehrsmitteln. Wer eine tagtägliche intensive Reizüberflutung gewohnt ist, für den kann es schwierig sein, Ruhe und Reizreduktion auszuhalten. Die Gegenreaktion auf nachlassenden Stress ist dann anfangs ein unangenehmes Nicht-Mehr-Funktionieren. So geht es den Menschen, die regelmäßig in der ersten Urlaubswoche krank werden, weil ihr Organismus mit beginnendem Vertrauen auf eine Pause in den Selbstreparaturmodus umschwenkt. Kurzurlaube sind die falsche Lösung, denn es ist wissenschaftlich bewiesen, dass Pausenzeiten erst ab drei Wochen wirklich regenerativ wirken.

Reizüberflutete Menschen wählen nach dem Stress des Tages oftmals keine bewusste Reizreduktion, sondern neue starke Reizangebote, die ihnen helfen, ihre innere Spannung nicht zu spüren. In der Disko, vor einem Shooter-Spiel am PC oder mit dem Thriller im Fernsehen erholt man sich nicht, sondern überdeckt lediglich das Gespür dafür, wie erschöpft und angestrengt man eigentlich ist. Man kann so nur schwer „die Seele baumeln lassen" und sich wirklich regenerieren.

Sexualität

Frau Sein definiert sich über das eigene Geschlecht – auf Englisch über unseren Sex. „Sexualität bezeichnet die Gesamtheit der Lebensäußerungen, Verhaltensweisen, Empfindungen und Interaktionen von Lebewesen in Bezug auf ihr Geschlecht."

Körperlicher und seelischer Schmerz im Frau Sein hat oft mit der gelebten bzw. nicht gelebten Sexualität zu tun. Wie eine gelingende Sexualität in unserem Selbsterleben oder in einer Partnerschaft auszusehen hat, dafür gibt es keine Norm und schon gar kein einfaches Rezept. Manche Frauen sind zufrieden mit sehr gelegentlichen sexuellen Kontakten, andere haben ein starkes Bedürfnis nach regelmäßiger, häufig gelebter Sexualität.

Unser Sexualverhalten und unsere Erwartungen sind stark von gesellschaftlichen Normen und Vorstellungen geprägt. Darum sehen wir uns alle mit der Herausforderung konfrontiert, herauszufinden, was wir unabhängig von Normen eigentlich selbst wollen, was wir schön finden. Eine positive Aufklärung und Sexualinformation in der Jugend, die über die rein biologischen Funktionen hinausgeht, dürfte immer noch eine Seltenheit sein. Einige der Hindernisse auf dem Weg zu einer guten eigenen Sexualität durften wir ja über die Erfahrungen unserer Patientinnen schon miterleben.

Hilfreich ist für viele Fragen sicherlich eine umfassende Aufklärung und unbefangene Information bezüglich der Möglichkeiten einer gelebten Sexualität in allen Altersgruppen. Was sind die biologischen Grundlagen unseres Selbsterlebens? Was mögen andere Menschen? Damit verflüchtigen sich manche Zweifel, ob die eigenen Bedürfnisse in Ordnung sind, ob es nicht anders sein könnte wie bisher oder wann man Nein sagen darf und Nein sagen muss. Die Bücher von Ann-Marlen Henning und ihren Mitautorinnen „Make Love" für jüngere Menschen und „Make more Love" für die zweite Lebenshälfte können wir uneingeschränkt empfehlen.

Über die Jahre hinweg haben sich einige Strategien in unserer Praxis bewährt, wenn es um das Frau Sein in der Sexualität geht:

- Frauen aller Altersgruppen kennen gelebte Sexualität nur in Kontakt mit ihrem Partner und ihrer Partnerin. Es lohnt immer wieder, sich selbst zu erforschen, welches Setting, welche Berührungen die Freude an der eigenen Lust fördern. Mit dieser neuen Klarheit erledigen sich manche Beschwerden und Sorgen von allein. Es gibt eine berühmte und zugleich amüsante Geschichte über die Kaiserin Maria Theresia von Österreich, die keine Kinder bekommen konnte. Schließlich riet ihr der Hofarzt, sich unabhängig vom Zusammensein mit ihrem Gemahl selbst öfter zu streicheln. Ihre Majestät gebar danach 13 Kinder und führte ein glückliches Eheleben.
- Auch wenn es uns peinlich ist und schwerfällt: Unser Gegenüber kann nicht unsere Gedanken lesen, nicht riechen was uns guttut. Also müssen wir über unsere Wünsche und unsere Nöte sprechen. Die günstige Gelegenheit für ein solches Gespräch ergibt sich kaum einmal von alleine. Dieser Austausch braucht Mut und Aktivität, ansonsten verschwindet er im Grab der guten Vorsätze. Nicht vergessen: Die

Bedürfnisse ändern sich auch im Laufe der Jahre, zum einen durch die Entwicklung unserer Persönlichkeit, zum anderen durch die sich ändernden Lebensverhältnisse.

- Falls Sie sich gerne lustvoll selbst streicheln und beim Sex mit Ihrem Partner schwerer zum Orgasmus kommen, gibt es manchmal eine Abhilfe. Wenn Sie in der Löffelchen-Stellung miteinander schlafen, der Mann in Seitlage hinter der Frau liegt, dann kann der Penis des Partners die Region des G-Punkts erreichen, während Sie selbst Ihre Klitoris stimulieren. An Ihrer Lust wird auch Ihr Partner Freude haben. Diese Position wird von Medizinern auch für Frauen mit Hüftproblemen empfohlen.
- Moralische Normen und umgekehrt die frühe Konfrontation mit Pornografie prägen unsere Vorstellungen von der Sexualität, die dann sehr wenig mit der Wirklichkeit zu tun haben. Sexualität will erlernt und geübt sein wie jede menschliche Fähigkeit. Gehen Sie dem Leistungsdruck aus dem Weg. Erlauben Sie es sich, für sich selbst und gemeinsam Wege zu einer schönen Sexualität zu finden mit all der Zeit, die Sie dafür brauchen. Wenn es beginnt, gut zu werden, dann unbedingt dran bleiben. Es ist wie beim Tanzen. Mit der Wiederholung wird man erfahren und genießt den Tanz trotz anfänglicher Stolperer immer mehr.
- Wenn wir entdecken, dass unseren Problemen eine traumatisierende Vorerfahrung zugrunde liegen könnte, empfehlen wir, unbedingt professionelle Hilfe bei einer Therapeutin zu suchen, zu der wir eine gute menschliche Verbindung spüren. Wir sind davon überzeugt: Auch die Folgen eines Traumas in der sexuellen Selbstbestimmung können in einer liebevollen Beziehung heilen.
- Der weibliche Zyklus heißt Zyklus oder Periode, weil er rhythmisch auftritt. Mehr Rücksicht auf unsere biologischen Rhythmen kann die Auflösung mancher Schwierigkeit in der gelebten Sexualität fördern. Sollten Sie sich daran erinnern, wie sehr Ihr sexuelles Interesse im Verlauf eines Zyklus früher zunahm und wieder nachließ, dann kann der Verzicht auf die Pille als Verhütungsmittel die alte Freude an der Sexualität wieder wecken. Wenn Ihr sehr der Natur verbundener Körper über die Hormone der Pille die Botschaft bekommt „Du bist schon schwanger, jetzt ist kein Sex mehr nötig", schaltet er das Lustbelohnungszentrum auf schwach und das primäre sexuelle Interesse lässt nach. Frauen und Männer berichten immer wieder, wie unterschiedlich die Situationen und die Zeiten sind, in denen sie Lust auf Sex haben. Hier kann man sich eine Erkenntnis aus dem Wirtschaftsmanagement zunutze machen: Wenn Eulen (Nachtschwärmer) und Lerchen (Frühaufsteher) zu einem guten Meetingergebnis kommen wollen, wählen sie einen Termin am späten Vormittag. Reservieren Sie also bewusst am Wochenende einen Vormittag als Paarzeit. Es könnte sich lohnen.

5.13 MODE UND MEHR

Kleidung

Jahr für Jahr erleben wir mehrfach den fortlaufenden Wandel der Mode, der auch die Unterwäsche miteinbezieht. Hochgeschnittene und tiefsitzende Hosen, bauchfrei oder bedeckter Bauch, Socken, Füßlinge oder ganz unbedeckte Knöchel auch im Winter sind nur einige Änderungen. Schnitte wie die Materialien beeinflussen den Wärmehaushalt der Zonen, die Reflexbeziehungen zu den Unterleiborganen besitzen. Die über eine lange Zeit modernen Stringtangas und ähnliche Minimalbedeckungen sind in der zweiten Zyklushälfte zu meiden. Die Haut über dem Kreuzbein und den Pobacken und der Unterbauch kühlen komplett aus. Das führt zu vermehrten Krämpfen im Inneren des Körpers.

Bauchfreie Mode bzw. zu kurze T-Shirts und Blusen führen zu einer Unterkühlung der Bindegewebszonen für den Unterleib. Gerade wenn es heiß ist und Sie leicht ins Schwitzen geraten, kommt es zu ausgeprägten Kältereaktionen und Temperaturunterschieden zwischen der bedeckten und der unbedeckten Haut. Der feine Schweißfilm auf der bloß liegenden Haut verdunstet und führt zu einer Abkühlung. Die bedeckten Nachbarareale der Haut sind dagegen viel wärmer. Die großen Temperaturunterschiede auf der Haut und in den Bindegewebszonen führen ihrerseits zu einem ungünstigen Verhältnis von Anspannung und Entspannung im Unterleib.

Periode und Tampons

Frauen mit Menstruationsbeschwerden sollten von der Benutzung von Tampons eine Weile Abstand nehmen. Ein Tampon in der Scheide kann die Krämpfe verstärken, da der Körper unter der Periodenblutung diesen Fremdkörper ebenso wie die abgestoßene Gebärmutterschleimhaut und das Blut austreiben möchte. Viele Frauen ekeln sich vor dem Geruch, der entsteht, wenn sie Binden benutzen. Hier kann es reichen, wenn sie Ökobinden verwenden, die ohne Geruchszusatzstoffe auskommen. Gegen Ende der Regel sind die Krämpfe meistens vorbei. Dann wird die Benutzung von Tampons wieder problemlos möglich sein.

Schamhaarmoden

Ein wichtiges Modethema ist das Schamhaar: Von der Haarentfernung nur in der Bikinizone bis hin zur Komplettenthaarung gibt es alles. Von Natur aus vorgesehen ist das nicht. Ohne Haare reiben die Hosen stärker. Auch während des Geschlechtsverkehrs gibt es stärkere Reibungen, wenn Haut auf Haut reibt, besonders dann, wenn die Haare nachzuwachsen beginnen. Die Schamhaare haben indirekt den Zweck, Bakterien abzuwehren. In ihrem Schutz kann sich die natürliche Keimbesiedelung der Haut ein eigenes Milieu schaffen, das gesunde Bakterien schützt und ihnen hilft, schädliche Konkurrenten zu verdrängen. Durch die Entfernung der Schamhaare kommt es häufiger zu Entzündungsreaktionen der Haarbälge. Pickel und Schwellungen im Schambereich sind nicht wirklich hübsch oder schon gar nicht angenehm.

5.14 SCHLUSSWORT UND AUSBLICK

Wir hoffen, Ihnen mit unserem Buch Mut gemacht und praktisch umsetzbare Anregungen gegeben zu haben, wie Sie sich selbst und Frauen in Ihrem Umfeld helfen können. Für einige Beschwerden und Probleme werden Sie vielleicht professionelle Hilfe in Anspruch nehmen wollen. Auf der Homepage des Deutschen Instituts für Ortho-Bionomy® finden Sie unter www.ortho-bionomy.de eine Liste unserer Behandlerinnen. Falls Sie spezifische Anliegen haben, die wir hier besprochen haben, lohnt es sich, vor einem ersten Behandlungstermin zuerst Kontakt aufzunehmen. Nicht alle Therapeutinnen der Liste werden die intravaginale Behandlung anbieten oder sind auf die Therapie von Traumafolgen spezialisiert. Ganz allgemein wird die Selbstbehandlung der Beckenregion und der Reflexzonen mit Ortho-Bionomy® Ihre Körperwahrnehmung schulen, Ihre Selbstorganisation klären, manche Linderung bewirken und Ihr Wohlbefinden steigern.

Wir wünschen Ihnen viel Freude am und mit dem Frau Sein.

Anhang

6

DIE AUTOREN

Michaela Wiese

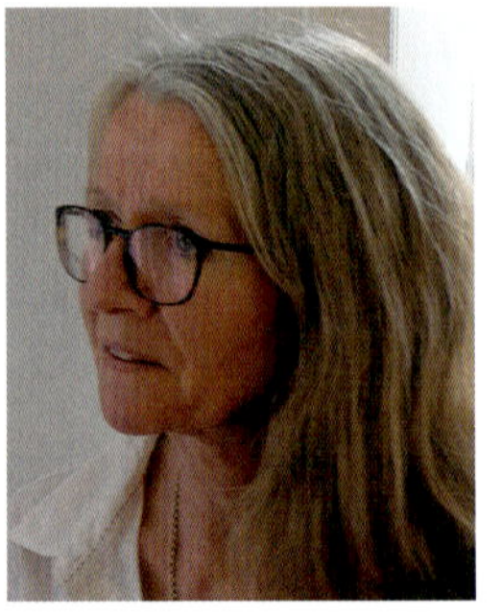

Während ihres Studiums zur Diplomsozialarbeiterin begann Michaela Wiese mit der Arbeit in einer psychiatrischen Klinik in Düsseldorf. Seither lag ihr fachlicher Schwerpunkt durchgängig in der therapeutischen Arbeit mit Menschen, die unter somatopsychischen und psychosozial verursachten Krankheiten und Beschwerden litten. Einen besonderen Raum nahm dabei die Betreuung traumatisierter Mädchen und Frauen ein.

1991 begann Michaela Wiese die Ausbildung zur Ortho-Bionomy® Practitionerin. Seit dem Jahr 2000 unterrichtet sie die Ortho-Bionomy® mit großer Begeisterung. Schon 1994 führte Michaela Wiese die Traumatherapie und die bewusste Einbeziehung somatopsychischer Interaktionen in die Ortho-Bionomy® ein. Im gleichen Jahr gründete sie – gemeinsam mit ihrem Ehemann – das Deutsche Institut für Ortho-Bionomy®.

Zusammen mit ihrem Ehemann Klaus G. Weber schrieb sie das erste Lehrbuch für Ortho-Bionomy® in deutscher Sprache. Die erste Auflage erschien 2001 im Sonntag Verlag. Weitere gemeinsame Bücher erschienen im Laufe der Jahre, im Pflaum Verlag 2014 das Buch: Rückenschmerzen verstehen, behandeln und vorbeugen.

Michaela Wiese arbeitet in einer Praxisgemeinschaft mit fünf Ortho-Bionomy®-Therapeuten. Zusätzlich ist sie weiterhin als Lehrerin und Fachautorin tätig.

Dr. med. Klaus G. Weber

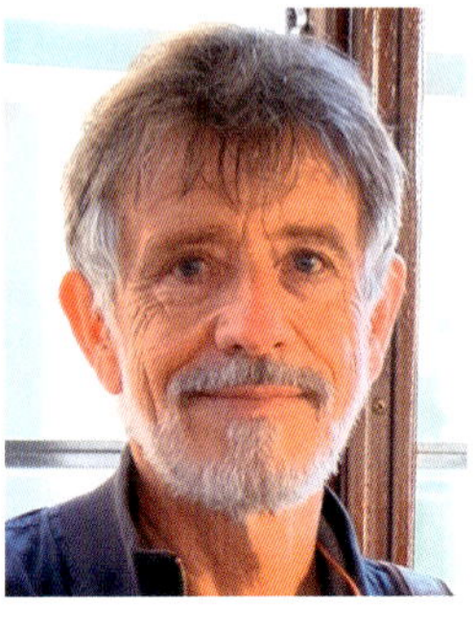

Klaus G. Weber ist Facharzt für Allgemeinmedizin mit den Schwerpunkten Ortho-Bionomy®, Naturheilverfahren und Homöopathie. Nach Abschluss seiner Ausbildung zum Allgemeinarzt und der Niederlassung in eigener Praxis engagierte er sich über zwei Jahrzehnte in sechs Bundesländern als Leiter für die ärztliche Weiter- und Fortbildung in Naturheilverfahren. Über einen Zeitraum von zehn Jahren hatte Klaus G. Weber den Lehrauftrag für komplementäre Heilverfahren an der Medizinischen Fakultät Tübingen. Seit 1990 ist er Fachgutachter der Ärztekammer für Naturheilverfahren.

Die Begegnung mit der Ortho-Bionomy® 1987 prägte wesentlich Klaus G. Webers weitere Berufsausübung. Er wurde Ortho-Bionomy® Practitioner und dann Lehrer. Zusammen mit seiner Frau gründete er 1994 in Rottenburg a. N. das Deutsche Institut für Ortho-Bionomy®, veröffentlichte viele Fachartikel und mehr als zehn Lehrbücher zum Thema Ortho-Bionomy®, von denen eins ins Russische und Japanische übersetzt wurde.

LITERATURVERZEICHNIS

[1] Abele, J., Das Schröpfen, 2. Auflage, Jungjohann, Neckarsulm, 1994

[2] Bachmann, R. M., Wie bleibt man mit Kneipp gesund?, Bad Wörishofen www.kneipp-wassertherapie.de/Kneipp_Wasseranwendungen.pdf

[3] Bartley, J., Dysmenorrhö bei jungen Mädchen, korasion Nr. 3, 2013

[4] Berndt, Ch., Glück auf Rezept, SZ Magazin, Plan W, Ausgabe 01/2018, S. 25-29, München, 2018

[5] Henning, A-M., von Keiser, A., Make more Love, Rogner & Bernhard, Berlin, 2014

[6] Henning, A-M., Bremer-Olzewski, T., Make Love, Rogner & Bernhard, Berlin, 2012

[7] Hermann, N., Fettlogik überwinden, Ullstein, München, 2016

[8] Hofer, J., Harninkontinenz bei Leistungssportlerinnen, pt Zeitschrift für Physiotherapeuten, 3/2018, S. 38-43

[9] Kneipp, A., Die natürliche Heilkraft des Wassers, Trautwein Ratgeber, München, 1999

[10] krank.de, Regelschmerzen, Internetratgeber 2018

[11] Marquardt, H., Praktisches Lehrbuch der Reflexzonentherapie am Fuß, 5. Auflage, Hippokrates, Stuttgart, 2004

[12] Oppelt, P., Vortrag Zyklusstörungen, 50. Internationaler Oster Seminar-Kongress für pädiatrische Fortbildung, Brixen, 2017

[13] Pape, H-C., Physiologie, 8. Auflage, Thieme, Stuttgart 2018

[14] Roche Lexikon der Medizin, 3. Auflage, Urban und Schwarzenberg, München, 1993

[15] Schünke, M., et.al., Prometheus Allgemeine Anatomie und Bewegungssystem, Thieme, Stuttgart, 2005

[16] Sobotta-Becher, 16. Auflage, Urban und Schwarzenberg, München, 1973

[17] Teirich-Leube, H., Grundriß der Bindegewebsmassage; 5. Auflage, Gustav Fischer, Stuttgart, 1970

[18] Weber, K., et.al., Ordnungstherapie, Sonntag, Stuttgart, 1995

[19] Weber K., Wiese M., Lehrbuch der Ortho-Bionomy®, Sonntag, Stuttgart, 2001

[20] Weber K., Wiese M., Kraniosakrale Therapie, Ressourcenorientierte Behandlungskonzepte, Springer, Heidelberg, 2003

[21] Weber K., Wiese M., Bayerlein R., Neurolymphatische Reflextherapie nach Chapman und Goodheart, Anwendungen in der Ortho-Bionomy, Osteopathie und angewandten Kinesiologie, 4. Auflage, Thieme, Stuttgart, 2018

[22] Weber K., Ortho-Bionomy bei Reizblase und Blaseninfekten, CO`MED, 12/2000, S. 12-15

[23] Weber K., Ortho-Bionomy in Gynäkologie und Geburtshilfe, Deutsche Hebammenzeitschrift, 10/97, S. 492-493

[24] Weber K., Chakren – Quellen des Selbst, Schriftenreihe Ortho-Bionomy®, aktuelles und buch, Rottenburg, 2015

[25] Weber K., Akne und mehr – Folgen einer Zahnspange pt Z. f. Physiotherapeuten, Heft 5/2008, S. 545 – 552

[26] Weber, K., Behandlung der vertebragenen und menstruellen Migräne, Erfahrungsheilkunde, 5/2007, S. 288-295

[27] Weber K., Wiese M., Rückenschmerzen verstehen, behandeln und vorbeugen, Pflaum Verlag, München, 2014

[28] Wiese M., Weber K., Dynamische und Energetische Techniken, Sonntag, Stuttgart, 2006

[29] Wiese M., Weber K., Grundlagen der Ortho-Bionomy®, Schriftenreihe Ortho-Bionomy®, aktuelles und buch, Rottenburg, 2018

[30] Wiese M., Weiche manuelle Techniken bei Symphysenbelastungen, Die Hebamme, 2/2003, S. 110 – 114

[31] Wiese M., Die Behandlung der Dysmenorrhoe mit Ortho-Bionomy, Z. f. Physiotherapeuten, Heft 2003/12, S. 2178-2180

[32] Wiese M., Fazialisparese nach Entbindung, Deutsche Hebammenzeitschrift, 11/2004, S. 48 – 49

[33] Wiese M., Rezidivierende Kopfschmerzen bei jungen Mädchen, pt, Z. f. Physiotherapeuten, Heft 7/2008, S. 794-797

[34] Wikipedia, Die freie Enzyklopädie, Sexualität, 3. Absatz der Definition, Stand 28.07.2018

RÜCKENSCHMERZEN
verstehen, behandeln und vorbeugen

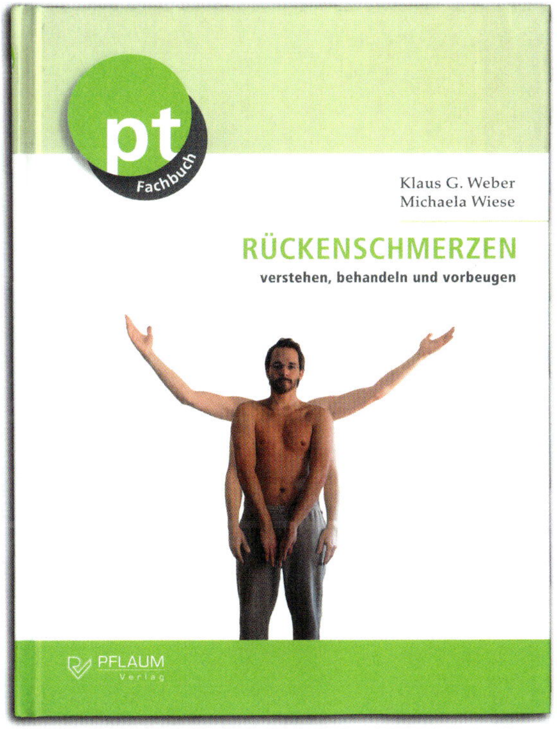

Autoren
Michaela Wiese,
Dr. med. Klaus G. Weber

Leserkreis
Physiotherapeuten,
Ärzte und Patienten

Bestellung
buecher.pflaum.de
ISBN 9-783-7905-1048-5

Rückenschmerzen zählen zu den häufigsen Beschwerden der Menschen in industrialisierten Ländern. Dieses Buch vermittelt anschaulich und reich bebildert therapeutische Ansätze, Methoden und Hintergründe für die Behandlung dieser weit verbreiteten Beschwerden.

„Uns geht es um ein vertieftes Verständnis der regulativen Zusammenhänge bei der Entstehung von Rückenschmerzen und um effektive Lösungsansätze für die Behandlung. Wenn das Ganze eines Funktionskomplexes gestärkt wird, erfahren die Einzelelemente Entlastung. Wird ein Teil des Ganzen unterstützt nützt es der Gesamtfunktion. In beiden Fällen stärken wir die Ressourcen zur Heilung.“